高次脳機能障害

高次脳機能障害

〔医療現場から社会をみる〕

山口研一郎
Kenichiro Yamaguchi

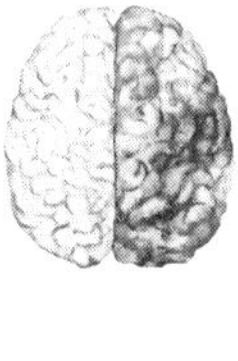

岩波書店

はじめに――「一杯のコーヒー」までの遠い道のり

1 「ゴッホの絵を買うお金があったら……」

一九八〇年代の後半から九〇年代初頭、私が勤めていた大阪府高槻《たかつき》市内の病院には、交通事故による重度の障害を持つ若者が数多く入院していた。一九九〇年の五月頃、ある実業家が、ゴッホの絵画「医師ガシェ博士の肖像」を一二五億円で購入したとのニュースが流れた(同時にルノワールの「ムーラン・ド・ラ・ギャレット」を一一九億円で落札)。家計を支えるために働くお母さんのかわりに、病院へ介護のために毎日通っていたS君のおばあさんがそれを聞き、大柄なS君の体を一人で抱えながらふとつぶやいた。「あんな高い絵を買うお金があったら、せめてその一〇〇分の一でも使って、この子らの入れる施設を建ててくれたらいいのに。」

当時は、交通事故による死亡者の数こそ一九七〇年の年間約一万七〇〇〇人をピークに下がる傾向にあったが、事故によって身心に重度の傷を受ける若者は後を絶たず、病院にも多くの人が入院してきた。そのような若者を引き受けることは病院にとって大きなジレンマだ。一度引き受けたら、その後なかなか退院の目途が立たないのが実情だった。二年に一度の診療報酬改定による医学管理料の変更の結果、長期入院となると入院費用が月三〇万円を切る程度となり、一般に一ベッドあたり月一〇〇万円近くをあげなくてはならない病院にとっては、経営的に不利なことであった。一方、事故による重度の脳損傷のために意識が回復せず寝たきり状態となる「遷延性《せんえんせい》意識障害」を有する若者を自宅で看ることは、家族にとって大きな負担だった。

一九九〇年六月、三カ月後の九月に病院へ入院することになる田村和弘さんのお母さんから手紙が届いた。田村さんは前年の一月に交通事故を起こし、一年半まったく寝たきりの状態で、高槻市内の大阪医科大学附属病院に入院中であり、転院を促されているとのことだった。市内の病院をたずねて回ったが、どこからも断られ、思い余って私へあてて書かれたのだった。

「我が子が交通事故後、高度障害者となって一年有余、こんなにも入院できる病院を探すことの困難さ、……とくに外科的・内科的治療のない、唯一リハビリのみでの機能回復しか望みのない者は、ほとんどの病院で門前払いです。……車社会の現在、交通事故死者ははっきりした数字が出ます。でも高度障害者の数は不明です。……何とか社会復帰させてやりたい。子を持つ親なら誰もが同じ悩みで夜も眠れないでしょう。私のような悩みを持つ家庭が数知れずあると思います。もう一度、今の医療制度を見直していただき、安心して治療が受けられるよう、機能回復の道も一つの医療として、公的援助の確立を願ってやみません。」

田村さんはこの四年後に週刊誌で紹介され、全国の交通事故被害者・家族が連携を強めるきっかけを作ることになる。

2　写真週刊誌『フライデー』への反響

一九九〇年六月、『朝日新聞』と『毎日新聞』の社説は、それぞれ「交通事故安全対策は初心に帰れ」「交通事故を減らす次の手は」と題して、交通事故の問題を取り上げた。当時一万人を越していた交通事故死に対する警告であった。私はこれを読み、死亡者のみならず負傷者に対しても目が向かない限り、交通事故問題の抜本的解決には結びつかないのではないかと考えた。そこで、同年六月末、朝日・毎日・読売・産経の各新聞社に、「交通事故による長期重症後遺症患者に対する公的援助の確立を」と題する文章を送った。どこか一社くらいは取り上げてくれるだろうとの思いであった。

「(前略)私達が日常診療の中でかかわっている患者さん方の中に、二〇歳前後の若者で、事故の後遺症により数年間寝たきり状態の人達が数多くいる。事故当初は、一縷《いちる》の望みを託して手術などの治療がなされるが著明な効果はなく、その後は手足の拘縮《こうしゅく》予防や機能維持のためのリハビリに毎日が費やされる。医療機関ではすでに治療の必要性もなく、福祉施設にもこのような事例を対象とする所がないため、定期的に病院を転々としているのが現状である。そのための身内の方々の苦労、経済的負担は並たいていのものではない。(中略)

全国で何千人何万人になるかもしれないこのような若者たち(正確な実情はまったく調査されていない)は、「交通戦争」の犠牲者とも言える。その家族も大きな犠牲を被《こうむ》っている。事故直後は加害者による被害者への見舞金や、保険会社から一定の補償金の支払いはあるものの、長期に及ぶとそれにも限界がある。本人が意識不明のため事故の因果関係が分からず未解決のケースも多い。このような問題は当事者間で解決すべき問題として済まされているのが現実であり、公的な援助はまったくといってもいいほどない。福祉施設や公共の訓練施設に入所できるめどもまったくない。

一般病院は、慢性期に達した頭部外傷後遺症患者の入院は避ける方向にある。食事・排泄介助、床ずれ防止、身のまわりの世話(時には、鼻注栄養、気管切開部のカニューレ交換)など、病棟看護婦の手を多く必要とする一方、点滴や内服薬の必要はなく、保険点数がきわめて低いからである。しかもこのたびの診療報酬改定で、医学管理料は入院が長くなればなるほど安くなるよう変更された。(後略)」

予想に反して、どの社からも「文章を受け取りました」との返事さえなかった。私が考えているほど、マスメディアが関心を寄せる領域ではないことを悟った。

ところが、二年後の一九九二年六月に画期的な出来事があった。「あなたの声が聴きたい」と題するNHKのスペシャル番組で、札幌麻生脳神経外科病院の紙屋克子婦長(当時)らが取り組む「植物状態患者に対する看護面からの画期的な試み」が放映されたのだ。ちょうど夕食後の時間帯だったこともあり、全国の視聴者が知るところとなり、その後数週間は私のまわりでもその話で持ち切りだった。この番組は、「植物状態」の人であっても看護のやり方しだいで改善する余地が無限にあることを、全国の医療関係者に否応なく自覚させた。

翌九三年七月二八日の『読売新聞』の連載記事「医療ルネッサンス　現代病の周辺」の中で、「リハビリ約三カ月　意識・理解が再び」と題して、茨城県に住む本橋仁史さん(二〇歳)が紹介された。記事は、意識障害から脱却し歩行訓練を受ける様子を伝え、「交通事故が多く、仁史のようなケースは多いはずなのに、専門施設がない」とのご両親の訴えを紹介していた。こうして、頭部外傷や脳卒中による後遺症に対し、マスメディアの目が向けられていった。

そのような折、一九九四年九月九日号の『フライデー』に、「植物状態から生還した二六歳青年が訴える「尊厳死」への疑問」として、前述の田村和弘さんを紹介する記事が掲載された。受傷後一年八カ月を経た一九九〇年九月、私が勤務する病院へ入院した田村さんに対し、一〇月に入り、外傷後脳内に過剰に貯留した脳脊髄液《のうせきずいえき》をチューブを介して腹腔内へ流すための「脳室—腹腔シャント術」を行った。それが効を奏して、田村さんは長い眠りから醒めた。当時、「尊厳死」の問題が取り沙汰されるようになった関係で、フリーライターのこれひさかつこさんが取材に来られ、文章をまとめられた。

和弘さんに突然の不幸が襲いかかったのは五年前の一月だった。愛車運転中の交通事故。診断は頭蓋骨骨折、脳挫傷、クモ膜下出血、脳内出血に伴う外傷性水頭症という瀕死の重症。かろうじて一命は取り留めたものの、和弘さんは家族の必死の呼びかけにもなんの反応も示さなかった。頭部外傷の後遺症による〝遷延性意識障害〟、彼はいわゆる「植物状態」になってしまったのだ。(中略)

だが、意識の回復は長くつらいリハビリの始まりでもあった。なにしろ言葉は喋れず、体の自由もきかないままでのスタートである。そんな彼を励まし続けた家族、息子の看病のため勤め先を辞めた寿寅《としとら》さんは、独自のリハビリメニューを作り上げ、ベッドから身を起こすことさえ困難だった和弘さんを叱咤激励し、八カ月後にはプールで水中歩行訓練が始められるまでにしたのだ。これが大きな効果をあげ和弘さんはその三カ月後には二五メートルの距離を一人で歩けるまでになった。(中略)そして今春、彼は訓練学校に入校、自立への道を歩むまでに回復した。まだ歩行にはツエが必要だが、最近はカヌーも始め、興が乗ればカラオケボックスで好きな尾崎豊の歌を熱唱する彼に、かつての「植物状態」の面影は微塵《みじん》も感じられない。(中略)

この五月、日本学術会議は「植物状態から回復する見込みがないとされた人には、人工栄養補給も中止してよい場合がある」として、植物状態での尊厳死を条件つきで容認する判断を示した。が、山口医師は次のようにいう。「私が危惧するのは、植物状態での尊厳死を認めることで、早すぎる医療の打ち切りを行う現場がでてくるのではないかということです。田村くんのような例がちゃんとあるのですから」。和弘さんの笑顔が「尊厳死」への疑問をなにより明確に物語っているのではなかろうか?

記事の通り、一九九一年春にはリハビリ専門病院で家庭復帰のための訓練を受けた田村さんは、その後自宅でほぼ自立した生活が可能なまでになった。その後は、自動車教習所へ通い再度運転免許を取得し、大阪障害者職業能力開発校に入学し、一年間の住み込み生活の上、パソコンによる製図の訓練を受け、取材当時は高槻市内の建設会社で設計の仕事に携っていた。誌上の写真で紹介された、室内用の自転車をこぐ田村さんのこぼれるような笑顔が与えた反響は大きかった。

発売日から、ひっきりなしに私の病院へ連絡があった。関東から九州に至る様々な方々からの電話での相談・依頼は、主に以下のようなものであった。

① 意識を改善させるためのいい方法があれば教えてほしい。入院中の病院では、的確なアドバイスを受けられない。できれば、そちらの(私の勤める)病院へ転院できないか。転院後できるかぎりの治療をしても効果がないということであれば、その時はあきらめる。

② 現在入院中の病院から、そろそろ退院するよう勧められている。「転院させてくれる病院を教えてほしい」と頼んでも、「そんな病院はない」と言われ、「自宅へ連れて帰るにはどうしたらいいか」と訊ねると、「家に帰れば命の保障はない」と言われる。結局どうしたらいいか分からず、「安楽死」させるか「一家心中」しか選択の道がない。

③ 入院して数カ月だが、面会に行くごとに、チューブからの栄養が中止され、輸液も徐々に減らされている。脱水状態でやせ衰えていくのをみるのが辛く、先生に「栄養を増やしてほしい」と頼んでも、「人間はいつか死ぬもの。今死ぬのも将来死ぬのも同じ」と言われ、看護婦さんに訴

えても、「私たちは医師の方針に従っているだけ」とあしらわれる。どうしたらいいだろうか。

結局、一〇名近くの方が私たちの病院へ転院してきた。遠くは、埼玉・神奈川・名古屋・広島・長崎の方もいた。ほかの医療スタッフや家族とともに、少しでも意識を改善させるための治療・リハビリに取り組む一方、スタッフ間の定期的なカンファレンス(話し合い)を実施した。一一月頃からは家族同士の話し合いが月一回持たれることになった。その結果、脳障害による重度の意識障害や身体障害の問題は、当事者本人・家族や一医師、一医療機関のみで解決できる問題ではなく、広く社会に訴えるべき問題であることに気付かされていった。入院している方だけではなく、さらに広汎な人々が参加できる「会」が必要ではないか、との結論に達した。

翌年一月一七日に阪神・淡路大震災が発生したが、その五日後には「会」の結成に向けたミニ講演会「知的リハビリの記録」を、盛岡の佐藤節子さん(単純ヘルペス脳炎で記憶障害を生じた息子の母)を迎え開催した。その後、毎日新聞やNHKなどの後押しもあり、田村さんの記事が紹介されたちょうど一年後の一九九五年九月九日(「救急の日」)、関西地方を中心とする「頭部外傷や病気による後遺症を持つ若者と家族の会(若者と家族の会)」が結成された。

3　浮き彫りになった「高次脳機能障害」

秋の風が吹き始めたその日、一堂に会した約五〇家族の人たちの、その後の活躍には目を見張るものがあった。結成した年の暮れ頃より準備が始まり、翌一九九六年三月には高槻市の現代劇場・文化ホールに約六〇〇名の人々が集まり、紙屋克子さん講演会「あなたの声が聴きたい」が開催された。生まれたばかりの会にとって無謀な挑戦とも言えるものだった。五月には、会員である北川和典さん（競馬の元騎手、本書コラム3に登場する）のお母さんの尽力で、滋賀県栗東《りっとう》町（現・栗東市）の中央競馬会栗東トレーニングセンターを約五〇〇名で訪れた。風薫る五月晴れの下、仔馬との触れ合いや昼間のお弁当、全員での記念撮影など、すべてが最高の思い出となった。

同年一〇月には結成一周年、仙台の遷延性意識障害の会「ゆずり葉の会」の村岡サツエ会長による講演、九七年一〇月の二周年にはジャーナリスト伊豆百合子さんによって、天才騎手福永洋一氏の「奇跡の生還」の記録が語られた。九八年九月の三周年には、九四年六月の「松本サリン事件」の被害者河野善行氏による、講演「わが愛と闘いの日々」が行われた。その間、事務所を持たない「会」は、月一回高槻市障害者福祉センター（ゆう・あいセンター）の一室を借り定例会を持った。会の後、近くのドイツ料理店「ミュンヘン」で生ビールを飲むことも定例化した。

一〇〇名に及ぶ当事者・家族で構成された「会」は、当初「遷延性意識障害」や重度の身体障害の方々が主体であった。家族は、口々に「これ以上ない不幸のどん底を味わった私たちにとって、これから先どれほど大変なことがあっても嘆き悲しむことはない」と励まし合った。会は予想以上に明るい雰囲気で運営された。

結成後三年が経つ頃から、意識障害から脱却した若者たちの参加が目立つようになった。それを裏付けるように、数年後の二〇〇三年三月一二日付『読売新聞』は、大阪大学医学部附属病院高度救命救急センターにおける一九九六年一〇月~二〇〇一年三月までの診療実績において、「頭部大けがで昏睡、植物状態」の患者のうち「三人に二人意識戻る」との記事を掲載した。

月一回行われた「会」の定例会の席で、「うちの子は幸い意識が回復したんだけど、かえってどこに行くか分からない、何をするか分からない、時には手荒な言葉や暴力をふるったり、意識が良くなったのは嬉しいことなのに困ることが多くなった」と話す家族の方が目立ち始めた。この事実は今で言う「高次脳機能障害」の発現を意味し、「会」にとっても新たな課題への取り組みの必要性を迫るものだった。そういった若者のリハビリや集いの場をつくることが急務となった。私は一九九六年に病院を退職した後、勤務していた高槻市内の医院関連施設であるデイケア「ゆかりの家」に、週一回若者と家族が集いリハビリを行える場を確保した(一九九九年七月)。

一九九九年一〇月、「会」は四年間の活動の中で必要と感じていた「世の中(社会)に〝遷延性意識障害〟や〝高次脳機能障害〟の若者たちが生きる意味を訴える」ために、『生きてててもええやん――「脳死」を拒んだ若者たち』(せせらぎ出版)を出版した。また、さらに広汎な人々から相談を受け情報を発信する場として、「中途障害者情報センター」を奈良市あやめ池に開設した。同年一〇月の結成四周年は、本出版と「センター」開設記念も兼ね、前田行雄医師(当時石切生喜病院脳神経外科部長兼副院長)に講演「医師からみた音楽運動療法」をお願いした。二〇〇〇年九月の「会」結成五周年は、再び紙屋克子さんによる講演であった。

一方全国的には、意識障害からの生還後、精神症状を呈した若者たちは「若年痴呆」(年齢が若いのに、脳損傷や脳疾患後「物忘れ」や「集中力の低下」といった「痴呆」に似た精神症状を生じる、という意味で)の名称で呼ばれており、一九九八年一月、厚生省(当時)がその実態調査を行った。二月には横浜にて「脳外傷交流シンポジウム」が開かれ、その実態が明らかになり始めた。このシンポジウムと翌年の名古屋における研究会に参加した私にも、それが「高次脳機能障害」、すなわち「高次レベルの脳機能の障害」として把握することのできる一群の症状であることが分かってきた。彼らは既に「良くなっている」として何の医療的対象にもならず、「症状が軽い」として福祉の恩恵にも与っていない状態であった。何よりも彼らは、昼間に過ごす場所がないというのが実態だった。

二〇〇一年一月に、奈良市あやめ池の支援者の方が所有するビルを借りて、本格的に診療やリハビリ、日常生活・社会復帰支援の取り組みを始めた(二〇〇六年八月より再び高槻にて診療開始)。軌を一にして自動車損害賠償責任(自賠責)保険において、高次脳機能障害が「後遺障害等級」に組み込まれた。同年四月、厚生労働省(厚労省)が実態調査三年、モデル事業二年に及ぶ「高次脳機能障害支援モデル事業」を開始した。二〇〇三年八月には労働者災害補償(労災)保険でも認定基準が発表され、二〇〇四年二月には「モデル事業」に基づく行政的「高次脳機能障害診断基準」が厚労省より発表された。

こうして同障害の名称は少しずつ社会に認知されるようになり、当事者・家族が自治体の窓口で、「コウジノウキノウショウガイって何ですか?」と聞かれ、悔しい思いをする場面は少なくなった。

4　辿り着いた地平――「一杯のコーヒー」

「高次脳機能障害」に対する具体的取り組みを開始してから今日までのおよそ二〇年は、遠い遠い道のりであった。既に一一〇〇名を越える人々が「やまぐちクリニック」を訪れ、ふだんの生活や他者との関係における悩みを語り、仕事をやめざるを得ないこと、経済的に行き詰まった深刻さを訴えてきた。それが「高次脳機能障害」によるものとは知らず、これまで通い続けた医療機関でも指摘してもらえず、自信を喪失したり、他人に分かってもらえないことで人間不信に陥った人もいた。「高次脳機能障害」との診断がつかないために、交通事故や労災事故後の補償が得られず、困窮を余儀なくされている人もいた。

当事者本人が二〇代前半から四〇代前半と若い場合が多く、本来は「就労年齢」に属することから、何よりも彼らの希望は「就労」であった。どういった働き方でもいいから、「社会人」としての立場を持ち、一定の給与を保障されることが彼らの夢だった。しかし、そう簡単なことではなかった。彼らを待ち受けている数々の困難を一つひとつ克服し、やっと念願の「就労」に辿り着けたのは一一〇〇名余りの当事者中、一〇〇名弱に過ぎない。

そのうちの一人、K君が語ってくれた。「僕は、交通事故で怪我をした後、やっとの思いでアルバイトを始めることができました。もらえる給料は少ないけど、生まれて初めて、自分で稼いだお金でラーメンを食べたり、コーヒーを飲むことができます。何のために働いているのかよく分かりませんが、〝一杯のコーヒー〟を飲んでいると、ああ働けるようになってよかったな、とつくづく感じることができます。」

「一杯のコーヒー」の中には、K君の涙ぐましい努力とともに、一九九八年以来「高次脳機能障害」に取り組んできた当事者・家族の会、支援者、そして専門職による長い間の努力が、結晶としてつまっている。本書では、その結晶をできる限り紹介したいと思う。

なお、参考文献は各章の末尾に掲《かか》げる。また、本書に登場する略語(たとえばMTBIなど)の一覧を巻末に収録しているので、ご参照いただきたい。

目　次

第一章　高次脳機能障害とは何か

1　臨床の場で起こっていること

私はこれまで一一〇〇名以上の「高次脳機能障害」とみなされる症状を持つ患者さんの診療にあたってきた(表1参照)。その多くを数カ月~数年間にわたり診察し、相談にのり、半数に対しては認知リハビリを実施してきた。交通事故や労災事故の場合、受傷や発症から約二年後に「症状固定(治癒)」を迎え、後遺症に関する書類の作成が必要になる。その場合、確信を持って「高次脳機能障害あり」との文言を添える。しかし、自動車損害賠償責任(自賠責)保険や労働者災害補償(労災)保険においても、その病名が認められないことがある。あるいは「高次脳機能障害」にあたる症状はあるとしても、事故前から存在する精神症状、「うつ病」などの内因性精神病や発達障害、または事故に遭遇したことによる心的外傷後ストレス障害(PTSD)、あるいは事故後に加わった心理学的変化や年齢的変化(「認知症」)とされる場合がある。

表1　クリニックにおける診療実績(1999年7月〜2016年12月)

①年齢別・性別

年齢(歳)	男性(人)	%	女性(人)	%	計(人)	%
0〜9	16	1.9	8	2.8	24	2.1
10〜19	71	8.4	25	8.6	96	8.5
20〜29	163	19.3	56	19.3	219	19.3
30〜39	185	21.9	62	21.4	247	21.7
40〜49	153	18.1	49	16.9	202	17.8
50〜59	147	17.4	37	12.8	184	16.2
60〜69	82	9.7	28	9.7	110	9.7
70〜	29	3.4	25	8.6	54	4.8
計	846	74.5	290	25.5	1,136	

②原因別

原　因	受診者(人)	%
頭部外傷	534	47.0
軽度外傷性脳損傷	115	10.1
くも膜下出血	79	7.0
脳内出血	105	9.2
脳梗塞	83	7.3
低酸素(血糖)脳症	53	4.7
脳炎・髄膜炎	45	4.0
脳腫瘍	37	3.3
脳膿瘍	3	0.3
未破裂脳動脈瘤／その他の予防手術	18 2(バイパス), 2(AVN)	1.9
注意欠陥・多動性障害(ADHD)	6 4(アスペルガー)	0.9
もやもや病	14	1.2
脳脊髄液漏出症，その他	36	3.2
計	1,136	

表1の②の「軽度外傷性脳損傷」と呼ばれる交通事故や労災事故（転落、落下してきた物が頭にあたるなど）、暴力行為の後に生じる病態の多くがこれにあたる。受傷時意識障害などの明らかな頭部の損傷の形跡がなく、ＣＴ（コンピュータ断層撮影）やＭＲＩ（核磁気共鳴画像）の画像診断においても異常所見が見られないため、事故や事件に巻き込まれた末の心理的変化ではないかと見なされてしまう。本人・家族にとっては、事故という一次的被害を受けたことに加え、被害の状況が正当に認められないという二次的被害を受けることにもなりかねない。高次脳機能障害の発症によって、それまでの日常生活や社会生活が破綻し、人生が大きく左右された上に、自賠責保険や労災保険、あるいは任意保険における正当な評価を得るための裁判に身を委ねる人がいる。事故後一〇年近くが経過しながら、いまだに裁判の原告として闘っている人もいる。

「高次脳機能障害」とは「器質性精神障害」と呼ばれるように、脳に何らかのダメージ（損傷、疾病）が生じることで発生する精神症状とされている。「はじめに」で述べたように、従来、脳損傷や病気で生じた精神症状については、臨床現場でそれほど重要視されず、肢体不自由や言語障害と比べ「見えない障害」として、行政上の福祉の対象にもなっていなかった（一九九八年頃まで厚生省は「若年痴呆」と呼んでいた）。全国的に注目されるようになったのは二〇〇〇年以降で、研究や臨床、施策が始まってまだ二〇年も経っていない。

同障害が人生半ばに生じることにより、それまでの日常的営みや人間関係、学業や仕事などの社会活動に支障をきたし、一個人、一家庭人、一社会人としてのアイデンティティを失い、自信を喪失し、時には病気を生じたことへの後悔で自らに対する嫌悪感まで催すことになる。交通事故や暴行などに遭遇した場合は相手に対する恨みなども手伝い、人間不信に陥ってしまう人々も存在する。

一言で「高次脳機能障害」と言っても、脳が本来有する高次脳機能そのものの低下や脱落とともに、そのような状態で生活していく、人生を歩んでいくことによる心理学的変化(心因反応)についても無視するわけにはいかない。多くの高次脳機能障害の方を診てきた実感として、同障害に伴う心因反応の方が、治療(薬物療法やリハビリ)の過程でも効果が定まらず、日常生活、社会生活復帰への阻害要因になりやすい。

ここで改めて、高次脳機能障害そのものについて紹介しよう。

2　診断の難しさ

高次脳機能障害の特徴とは何か、を考える時に思い浮かぶのは、以下のような理由による診断の難しさである。

① 症状が多彩であるため、それぞれの病態がいかなる理由から生じているのか、整理がつかない。

② 症状の中で、元からの性格と事故(病気)によって生じた(精神)症状の区別がつけにくい(例えば、「怒りっぽい」という状態について、元々短気なのか、高次脳機能障害の結果なのか)。

③ 症状が各科の領域にわたり(脳神経外科、神経内科、精神神経科、リハビリテーション科、小児科など)、

一貫した診療が困難。

④　経過が長く（途中で複数の医師や療法士が担当することが多い）、一人の医師（療法士）が一貫して携わることが困難。

⑤　画像（ＣＴやＭＲＩ）上、異常所見が出にくい。

上記①については、各症状を行政的「高次脳機能障害診断基準」（第二章の表２）に照らし合わせ、それぞれを認知障害（注意、記憶、遂行機能障害）、社会的行動障害（感情コントロール障害）、コミュニケーション障害（この内容は「基準」にはない）に分けてみる必要がある。その上で、本書**コラム１**で述べる脳のしくみや機能と症状との関連について整理して考える。

②については、その区別がなかなか難しい課題である。幼少期より「発達障害」と診断されていた人々も存在し、成人期の発達障害（例えば、「注意欠陥・多動性障害（ＡＤＨＤ）」）と高次脳機能障害の症状に共通点が多いことから、区別をさらに難しいものにしている。脳損傷や脳疾患の明確なエピソードと、以前の本人とどのように変わったのかについて、丁寧かつ詳細な病歴の聴取が必要になる。③との関連で、どのような科を選ぶのかによって診断名が変わってくることもある（例えば、「無気力」の状態で精神科へ受診し、抗うつ薬の処方を受けたことによってより症状が悪化した人を、私は何度も診てきた）。

④に関連して、私の場合、長い人では二〇年余りにわたり診ている人もいる。長ければいいというわけではないが、同障害を専門に診てくれる医師の移動が少ない施設の方が望ましい。急性期医療機関→リハビリ専門病院→慢性期のクリニックと、本人の病態に応じて医療機関を変わらざるを得ない

場合もある。⑤に関しては、第二章「認められにくい高次脳機能障害」で解説する。

3　当事者が困っていること

二〇〇一年四月より三年間、厚労省による全国実態調査が行われて以来、各地で自治体や家族会あるいはマスメディアによって、高次脳機能障害者に対するアンケート調査が行われてきた。その結果は調査によって様々だが、私自身の経験に基づき、主な症状について上位五項目をまとめると以下のようになる。

① 疲れやすく、長続きしない。
② やる気がしない(無気力)。
③ 新しいことが覚えられない(記憶障害)。
④ 言いたいことをうまく表現できない(コミュニケーション障害)。
⑤ 感情が抑えられない(怒りっぽい)。

二〇一三年一一月に放映されたNHK-ETV「バリバラ」の番組「高次脳機能障害」のために行われた、当事者対象の電話調査では、順に**a**忘れやすい、**b**疲れやすい、**c**空気が読めない、**d**怒りっぽい、**e**よく遅刻する、という結果が出た。順序は変わるが、**a**—③、**b**—①、**d**—⑤と共通しており、**c**はその場の雰囲気がつかめない、場にあった言動がとれない状態、**e**は計画的に行動できない遂行機能障害に類したものである。

一体、①—⑤、a—eの症状はどこから生じるのか。『総合リハビリテーション』第三四巻(二〇〇六年発行)所収の論文および著書『前頭葉機能不全　その先の戦略』において立神粧子氏が紹介された、ニューヨーク大学ラスク研究所のBen Yishay博士らによる長年にわたる高次脳機能障害者への取り組みの中で作られた〝神経心理ピラミッド〟(図1)が参考になる。〝ピラミッド〟に従い、同障害の各症状について、私なりに解釈してみた。

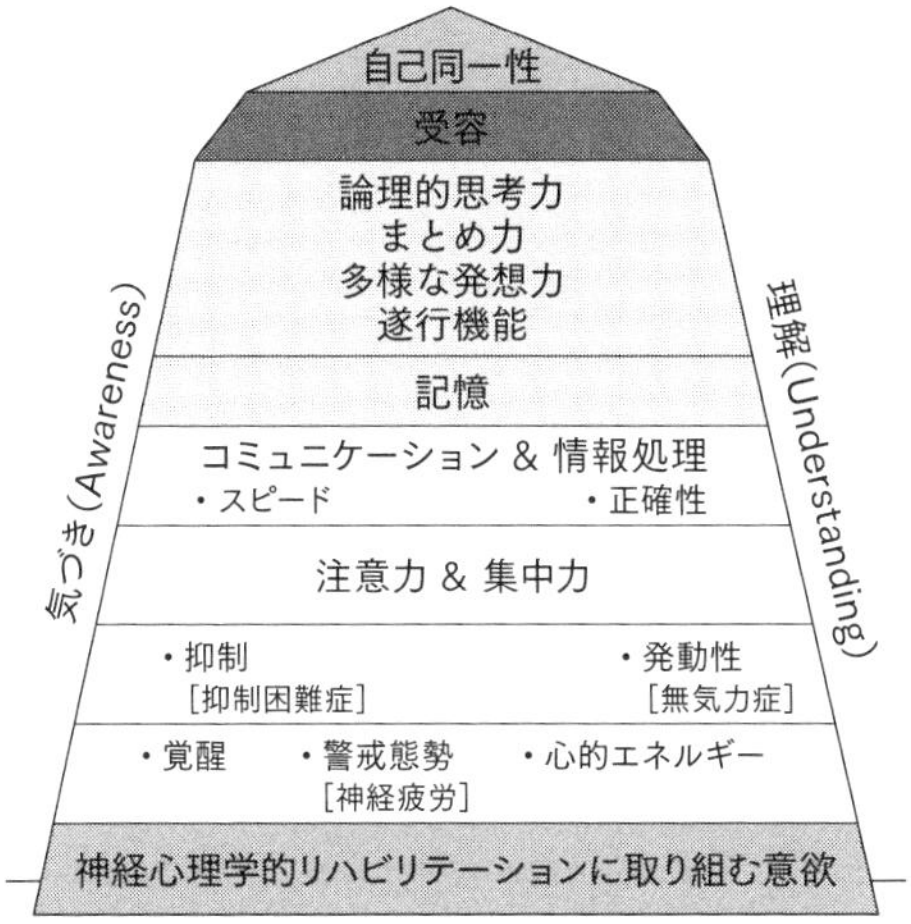

図1　神経心理ピラミッド(2010年立神氏著書より)

同障害者の多くは、脳損傷や脳疾患後数週間または数カ月間、意識障害の時期が続く。そこから「覚醒」し、「心的エネルギー」が発動されるが、まだ脳の回復は十分ではなく「神経疲労」状態が継続する(①、b)。そこをやっと抜け出しても、精神の「抑制」や「発動性」は十分とは言えず、ややもすると「抑制困難」になり(⑤、d)、反対に「無気力(症)」状態になることもある(②)。自ら何らかの作業に取り掛かろうとする意欲が生まれても、「注意力や集中力」はいまだ十分ではない。「コミュニケーション」を通じて言語化したり(④)、「情報処理」したものを、「記憶」にとどめることも必要になる(③、a)。それらを統合して計画的に物事を実行する「遂行機能」も問われる(e)。その段階に到達できれば、自らがどのような状態にあるのかの「気づき」(自己認識)も可能となり、それは自己を「受容」することにつながり、その場にふさわしい態度、他者との適切な関係、社会生活(集団生活)も可能になってくる(c)。

高次脳機能障害者にみられる諸症状や悩みは、多くはこのピラミッドによって説明できる。ただ実際の臨床現場では、すべての人がピラミッドの最底辺から出発するのではなく、途中から出発する人もいる。また、すべての人が頂点まで到達するわけではなく、途中でとどまる人もいる。確実なことは、雇用による就労というかたちでの社会復帰を前提にした場合、頂点に達する試みが不可欠であり、この点については後述する。①—⑤の項目に関し、メカニズム、対処法について詳しく述べる。

4　各症状が現れるメカニズムと対処法

(1) 易疲労、神経疲労

意識障害からやっと脱却した脳は、まだ十分に覚醒(回復)しておらず、本来の脳の働きである刺激や情報を選別して取り入れるだけの能力を持ち合わせていない。聴覚や視覚から得られる情報が、無秩序、無制限に入ってくることになる。それを必要なものと必要でないものとに的確に区別することができず、すべてに対し同じ労力を使って処理しようとする。また、一つひとつの処理に多くの時間を要し、せっかく処理できてもまた同じことをくり返すという堂々巡りに陥ってしまう。そういう状態に陥った本人は、例えば「電車に乗っただけでもいろんな声が聞こえてきて、疲れてしょうがない」という表現をする。あるいは、半日間何らかの仕事に従事しただけで、翌日は体を動かすこともできないほどの疲労感を感じてしまう。

コラム１で紹介する『四六年目の光』が参考になる。四三年間まったく視覚がなくその後光を取り戻したマイク・メイ氏と怪我や病気で高次脳機能を喪失した人とは、病態は異なるが、置かれた状況には共通する面がある。メイ氏は様々な視覚（「四方八方から色と形が降り注いできた」）に悩まされ、高次脳機能障害者は数多くの情報に悩まされる。その結果、両者とも強度の「疲労感」にとらわれる。メイ氏は目をつむり何も見えない状態に自らを置き、高次脳機能障害者は自宅にこもり刺激が入らない状態で休息をとる。「易疲労、神経疲労」の原因の一つは、あふれるほどの感覚、認知の情報が一気に脳内に入り込むにもかかわらず、それをうまく処理できないことによって生じるのではないか。ではどう対処したらよいのか。

ここでもメイ氏の対処法が役に立つ。メイ氏は元々「整理整頓が得意」だった。その特徴を生かして、脳に入る視覚を分類し記録し「脳内のカタログ」を作成し始めた。高次脳機能障害者の場合も、様々な認識・情報を、「外部の脳」とも言うべきノートに書き込む（記憶障害のため脳に留めることができない）ことが、「カタログ」を作ることになる。入ってきた情報の中で、行動を要する場合は、内容を優先順位ごとに書き留め整理する。一つずつ順序立てて処理し、済んだものに印をつける習慣を身に付ける。規則正しい生活や作業を心掛ける。禁物なのは、予定を急に変更したり、突然予定外のことを割り込ませること。本人よりも周りの人が気を付けてあげるべきであり、余程の天変地異が起こらない限り、予定していたことは予定した時間に予定の場所で行うのがよい。

（2）無気力、アパシー

コラム1で述べる、大脳辺縁系の障害による情動障害の結果として生じることがある。あるいはそれをコントロールする前頭前野《ぜんとうぜんや》（前頭眼窩皮質《がんかひしつ》）の障害の結果とも言える。何もしたくない、誰とも会いたくない無気力状態が続き、精神科的には「抑うつ」と診断されることもある。無気力の裏返しとして衝動的になり、突然怒り出したり暴力をふるったりという場面もみられる（多くの場合、同居している家族にその矛先が向けられる）。

対処法としては、一日に一つでも行動目標をつくることである。時間はかかるが、これが第一歩である。それができれば、一週間に一カ所でも行くところ（参加の場）をつくる。無理強いはよくない。徐々にそこまでできれば、本人の興味に応じて仲間を紹介し、定期的に会える機会の場を確保する。徐々に作業所や就労支援事業所への通所へ結びつけ、生活のリズムをつくる。「一日一行動」「一週一カ所」「一月一人（仲間）」をモットーにしよう。

難しいのは、心因反応やＰＴＳＤとしての無気力状態との鑑別である。心因反応やＰＴＳＤの方がより回復困難な印象がある。根気強い定期的なカウンセリングや、後述するグループ療法の中で、心の中にたまった膿《うみ》を少しずつ出していく。無気力症（無気力状態）は、放置されればいつまでも抜けられず、二〇代から三〇代、四〇代と年齢を経て、結局「閉じ籠《こも》り」の状態に陥ってしまう人もいる。家族としては見棄てるわけにもいかず、誰かが日常的に面倒を見ざるを得ないという泥沼からなかなか抜け出せない人もいる。

（3）記憶障害

人が物事を記憶しようとする時、対象物にしっかりと注意を傾け、脳に取り込んだ情報を整理することが必要である。やみくもに覚え込むことはできない。注意力、情報処理能力が欠けると、正確な情報が的確な形で脳にインプットされない（「馬耳東風」、「左耳から入って右耳から出ていく」といった具合）。瞬時や短期の記憶の障害に結びつき、何度も同じことを聞いてしまう。経時的、系列的記憶も欠損し、取り入れた情報の（前後）関係が不鮮明になることもある。学習による長期記憶の形成も困難になる。その結果、既に傷病前に学習したことは覚えていて答えられるのに（逆向性健忘なし）、新しいことを学び取っていくことが困難になる（前向性健忘あり）。

「注意」について述べる。注意はすべての高次脳機能の土台と言える。注意には三つの要素がある。第一に、物事に対する一定の期間における「注意の強度」の維持能力。第二に、多くの刺激からある刺激にのみ焦点をあてる「選択機能」。第三は、「制御機能」と呼ばれ、ある認知活動を中断して異なった情報に反応する「転換機能」、二つ以上の刺激に注意を向ける「分配機能」、自動的な反応を抑える「行動の制御」、がある。注意力が高次脳機能障害者においては全般的に低下しており、「上《うわ》の空《そら》」

で聞いたり、読んだり、人と話したりしているため、まったく頭に入ってこない。そのような人に、「先ほど、私は何を言いましたか?」と聞いても、「さぁ」という答えが返ってくるだけである。

注意力を高めるための対処法について解説する。一般の人にも使えることだが、行動する際できるだけ「行為」を言葉で表現することによって、脳(前頭葉《ぜんとうよう》)に強く印象づけることにつながる。年配の方々は覚えているだろうか。駅のホームで、蒸気機関車が出発する時、駅員さんが「前方よーし!後方よーし!」と、片腕を上下にふりながら回れ右をし、指さしをしていた姿を。これは、ホーム上に危険はないか、客はすべて乗り終えたかの安全確認を、目と手と声を総動員して行っていたものと思われる。その動作のくり返しで、乗客の命が保障されていた。最近の駅でも、乗務員が同じような動作を行っているのを目にすることがある。

二〇一三年三月の『朝日新聞』の「ニッポン　人・脈・記」に、「安全第一――その指さしが命を守る」(一六日付)、「安全第一――メール送信あて先よし」(二一日付)が載った。記事によれば、現在も多くの職場で、「安全」や「ミスの防止」のために「指さし」「声かけ」(総じて「指さし呼称」)を必ず行っているとのことである。その結果、間違いを六分の一に減らし、ミスも一年で三分の一に減ったらしい。「その指さし」によれば、「指さし呼称」は高度経済成長期の一九六〇年代、労働災害が増えたことに対する対策の一つだった。「声に出して確認することで意識と行動を一致」、「能動的に考え、手を動かし、声を出すことで注意力を高め、確認もより正確に」といった、JR職員や研究員の談話が紹介されている。「メール送信」では、一九九〇年代IT(情報技術)が各会社に取り入れられたことに対し、ヒューマンエラーを防止するための危険予知訓練として「指さし呼称」を始めた。会議が終わり、自分の椅子をテーブルの下に入れる時、「いす押し込み、よし」といった具合である。

職場において安全やミス防止のために行われる指さしや声かけは、一般の人々や高次脳機能障害の方にとっても注意力を高めることにつながり、情報を脳に留めておく(記憶する)ことにつながる。「物をどこに置いたのか、しまい込んだのか忘れた」「外出の際、玄関のドアの鍵をかけたかどうか忘れた」ということはよくある。それを防止するために、「財布を鞄《かばん》に入れた」「鍵をかけた」という発声を動作と共に実行する。前頭葉を活性化し、記憶に留め、後で思い出しやすくすることが可能となる。

物忘れ予防の方策として、以下指導している。一つは、一日、一週間の予定を必ずメモに書いておく。そのために「マイメモリーノート」を用意する。次に、毎日の出来事、会った人、話した内容、食べた物などを記録する。三つ目は、特に印象に残ったことを、夕食時などを使って家族や友人に話す習慣をつける。クリニックでは、グループリハビリの一環として「一週間の報告」を行い、前回のリハビリ日以降、身の回りにあったこと、他人と話した内容、特に印象に残ったこと(テレビドラマ、映画)などを、互いに語り合ってもらう。

記憶障害に伴うワーキングメモリ低下による遂行機能障害への対処法としてヒントになるのが、元東京大学医学部リハビリテーション科教授であり、日本におけるリハビリテーションの草分け的存在でもある上田敏先生が、二〇一六年九月二二日に開催された「奈良高次脳機能障害リハビリ講演会」において話された内容である。右大脳の脳挫傷をきたした一八歳・女性。空間認識・操作の障害があり、作業療法などが進まず、本人も途方に暮れ、なかなか就労に結びつかなかった。それでも与えられた仕事をやり遂げようと、仕事の手順を「言語化」し、「頭の中に手引き書」をつくることを心がけた。右大脳半球損傷ということで、左半球の言語能力が保たれているプラス面を活用し、空間認識障害というマイナス面を補うことができ、作業をスムーズに進めることに役立った。この事実から上田先生は、「プラスを伸ばし、「上から」よくする」という視点の大切さを強調された。「上からよくする」とは、訓練から離れ社会参加することを意味し、必要に迫られて持てる能力を最大限生かそうとする試みであり、リハビリの場面でも思い切って(福祉的)就労を勧める由縁でもある。

(4) コミュニケーション障害

コミュニケーション(意思疎通)の一手段としての言語は、自らの意思、思想、感情などを表現する手段であると同時に、抽象的思考の手段でもある。自らの意思を相手に手際よく伝えることは、順序立てて物事を実行する(人は行動を開始する際、行動内容をあらかじめ言葉で表現する)ことにもつながる。従って、コミュニケーション障害は、意思疎通の拙劣さによる他者との関係の障害であると同時に、遂行機能に多大な支障をもたらし、社会生活を円滑に営む上で大きな阻害要因になる。

日常生活や社会生活(職場)において、他者との心の交流は不可欠であり、そのための最も有力な手段は言語である。「要領良く話せる」ことは高次脳機能障害者ならずとも大切なことは言うまでもない。しかし、一八年間認知リハビリに携ってきて思うのだが、この十数年の間にも、若い人々の言語能力は落ちていると言わざるを得ない。携帯電話やメールの普及によって、互いに顔を合わせて話し合う機会が少なくなったのも一因と思われる。

コミュニケーション不足の結果の一例として、二〇〇八年七月二五日付の『朝日新聞』において、日本語の乱れ（不正確な使用）について報じられている。「憮然《ぶぜん》とした」を「腹を立てる」の意味に使ったり（正確には「失望してぼんやりする」）、「檄《げき》を飛ばす」を「元気のない人を元気づける」の意味で使っていた（正確には、「自分の主張や考えを広く人々に知らせて、同意を求める」）。「卑劣なやり方で失敗させられること」を「足下《あしもと》をすくわれる」と答えたり（正しくは、「足をすくわれる」）、「胸のつかえがなくなり、気が晴れること」を「溜飲《りゅういん》を晴らす」と答えていた（正しくは、「溜飲を下げる」）。それ以外にも、間違った意味で使われている慣用句や、間違って表現されている慣用句の例が数多く紹介されている。日常的な言葉の乱れは、言葉遣いの間違いによって正確な意思が相手に伝わらないコミュニケーション上の問題にとどまらない。言語を使う本人自身の心理面にも微妙に影響せざるを得ない。言葉は意思疎通の手段であると同時に、自らの考えをまとめたり感情をコントロールする道具でもあるからだ。昨今の「すぐキレる」「短絡的」といった風潮もその一端を表している。

クリニックにおける認知リハビリにおいて、参加している高次脳機能障害者の中で、特に若い人たちに感じるのは、脳卒中や脳外傷の発症以前から他人との的確なコミュニケーションがとれていなかったのではないか、との疑問である。言動の中に、以前の元気な頃から持ち続けてきた表現の不的確さが浮き彫りになることがある。病（受傷）前から獲得されていなかった表現力をリハビリで培うのは至難の業である。的確な表現力を持ち合わせていた人はリハビリもスムーズに進み、比較的早い段階での就労(学)など社会生活への復帰が可能になることが多い。

コミュニケーション障害に対しては、どう対処したらよいのか。一言で言えば、日常不断の努力が必要である。日頃から様々な情報を新聞や雑誌などを通してキャッチし、書き留め、機会があれば他人に伝える習慣をつくる。他者との「言葉のキャッチボール」の習慣を付ける。頭の中で考えるだけでなく、言語を文字化することで、思考を整理する(日頃より自筆で文字を書く習慣を身に付ける)。他人と話すためには話題が必要になる。楽しい、おもしろい、印象に残る話題がいい。そこで認知リハビリでは、身近にある材料を使おうとの意図で、新聞記事を題材に話題を提供している。こうして日常的にあまりにも少なくなった会話を再度取り戻そうと試みている。例えば次のような話題である。

①二〇〇九年六月六日『朝日新聞』の〝窓〟「ゆでガエルの教訓」より

カエルを熱湯に入れると、びっくりしてすぐに飛び出す。ところが、水につけてゆっくり温めると、気づかないままゆだって、ついには……。「温室効果ガス削減の中期目標は低くてよい」という声を聞き、この「ゆでガエル」の小話を思い出した。じわじわ進む地球温暖化を放置すると、私たち人間もいつか、ゆで死にしてしまう。——地球の環境問題についての話題提供。

②二〇一〇年二月一六日『読売新聞』の「編集手帳」より

下手な医者が急病人の知らせに駆け出し、はずみで隣家の幼女を蹴飛ばしてしまった。「どうしてくれる」と母親が怒る。仲裁に入った大家がなだめていわく、「足で蹴られたぐらいは堪忍せよ。この人の手にかかったら命がない」〈江戸の小咄〉。――医療の功罪について日頃考えていることを語り合う。

③二〇一一年六月二二日『朝日新聞』の「天声人語」より
古い笑話をひとつ。雷を天のたたりだと怖がる祖母に、孫が「心配しなくてもいいよ。雷は電気だから」。すると祖母いわく。「うそを言うでない。村に電気が来るより昔から雷は鳴っていた」。

――生活が便利になることの良し悪し。

④二〇一三年四月一四日『朝日新聞』の「天声人語」より
夜店で「万年生きる」と言われて亀を買うと、すぐに死んでしまった。文句をつけると、「今日でちょうど万年目だった」。――知っていることわざを挙げ、意味するところを語り合う。

（5）衝動性、易怒性

人の情動は、「動物脳」としても知られ大脳皮質と脳幹《のうかん》との間に位置する大脳辺縁系で形作られている。情動によって衝動的な怒りや恐怖が引き起こされる。腹が減った肉食動物が小動物に忍び寄り襲いかかる原動力でもあり、生物が生きていくためには大切な本能と言える。しかし、人はそれだけでは社会生活を営むことはできない。情動のみで生活していると、人は家庭や職場どころか電車内や路上においても、気に食わない人に罵声を浴びせたり、携帯電話を操作している人を見ると所かまわず大きな声で注意を促したりしてしまう。街中のいたる所でトラブルがおきかねない。

それを防ぐのが前頭前野であり、感情の良好なコントロールを行い、本能的な攻撃性や快楽性を抑える働きを担っている。良好なコントロールを司るためには、自らの状態に対する気づき(自己認識)が不可欠である。自己認識は、自らの発語や文字を手段とする自己表現によって獲得され、他者からの「説教」は「百害あって一利なし」と言えよう。

「自己(障害)認識のレベル」について、二〇〇五年に長谷川真氏がまとめたものがある(「高次脳機能障害者の職業訓練と就労支援」『精神認知とOT』第二巻、二八四―二八八頁)。

①「気づいていない」(他者から指摘されても否定)
②「漠然とした気づき」(指摘されると、ある程度認める)
③「知的気づき」(自らある程度認識できるが、意識した行動は難しい)
④「体験的気づき」(生活や就労の場で、障害を認識した行動がある程度とれる)
⑤「予測的気づき」(障害を認識した行動が十分とれ、補償行動も可能)

当事者が家族同伴でクリニックを初めて訪れる際は、たいてい①の状態。本人に「ふだん困っていることは?」と質問しても、「何も困ったことはありません」と答え、それを家族が悲しい目で見つめている。認知リハビリもなかなか受けようとしない。それでも何回かリハビリを重ねていくと、②③のレベルへ達する。この段階あたりよりグループリハビリが始まる。グループリハビリの効用は多々あるが、何よりも「人の振り見て我が振り直せ」のことわざにもあるように、他の人の言動を見ることで自分自身の問題点が見えてくる。仲間の前で自らの問題について語る。五～六名の集団の場を小社会として、いずれ出て行く社会への前準備ができる。こうして④⑤に到達することができれば、社会(就労の場)へ出ても適切な行動がとれるようになる。④⑤に達しない段階で社会へ出ると、結果的にそこからはじき出される。職場での失敗を上司や同僚から指摘されても素直に認められず、「私は悪くない」「なぜ私だけが注意されるのか」といった反応を示してしまう。

クリニックにおいて実施しているグループ療法の参加者に対して、一定期間後行ったアンケート調査による当事者たちの評価を紹介する(二〇〇五年八月)。ここにはグループ療法でしか得られない個人の声が集約されている。

- 「他のメンバーを見ることによって、自身を対象化できる」
- 「コミュニケーションを安心してとれる」
- 「世間体を気にせず、自然体の自分に向き合える」
- 「課題を通して、障害や悩みを当事者同士で共有できる」
- 「症状(特に認知障害)が自覚できる」

衝動性・易怒性を抑えるためにはどうしたらよいか。「前頭前野を総動員する」ことに尽きる。参考になる例を紹介する。『癒しの環境』一四巻一号(癒しの環境研究会、二〇〇九年七月)の中に、「発語が行動を呼び起こす――言葉と脳とリハビリと」[*]と題して、山田規畝子さんへのインタビュー記事が掲載されている。山田さんは、もやもや病のため数度の脳内出血・脳梗塞を繰り返し、高次脳機能障害を発症した整形外科医だ。聞き手の高柳和江さん(日本医科大学准教授・当時)による文章がある。

……この中で「前子《ぜんこ》ちゃん」という言葉が何度も出てくる。これは彼女が造った特別の言葉で、前頭前野を指している。山田さんはそれを「前子ちゃん」と愛らしく呼ぶ。なぜかというと、この前頭前野が高次脳機能障害のときによく働いて助けてくれるのだ。

脳にいろんな命令を出す司令塔のような働きを前頭葉がやっているが、高次脳機能障害ではこの指令の伝達経路が遮断されてしまう。でも、そんなときに、「何しに来たの?」とか「どこに行くんだっけ?」と口に出して問いかけると、この前子ちゃんが、もうひとりの本人である山田規畝子さんに教えてくれる。前子ちゃんがきちんと現実を見つめ判断してくれるのを受け取って、山田さんは行動を正しく起こすことができるのである。だから、この前子ちゃんがリハビリに大切なんだと彼女は力説している……。

山田さん自身も著書『壊れた脳　生存する知』の中で、高次脳機能障害を有しながら生きていく(生活する)上で役立っている「前子ちゃん」の存在について述べている。いかに前頭葉とうまく付き合いながら日常生活や社会生活を送っているか、よく分かる。山田さんは、前頭葉と足並みをそろえる方法は「言葉」「会話」であり「言語化する」ことだと述べている。

＊　**もやもや病**　別名「ウィリス動脈輪閉塞症」と呼ばれ、内頸動脈や前大脳・中大脳動脈の近位部が閉塞または狭窄している。脳血管撮影で側副血行路がもやもやした異常血管としてみられるためこの名がつく。若年者では脳梗塞などの虚血が生じ、成人では脳内出血などが生じやすい。

ところで、二〇一二年八月二日付『読売新聞』の「編集手帳」に以下のような文章を見つけた。『おみやげ三つ』という童謡がある。〈おみやげ三つに　たこ三つ／もらってにっこり　さようなら…〉（詞・西條八十、曲・中山晋平）。遊びを終えた子供たちは昔、別れ際に背中をポン、ポンとたき合ったらしい。「また、あした」の意味だろう。上映中の劇場アニメ『おおかみこどもの雨と雪』（細田守監督）にその文句が出てくる。オオカミ男の父親と人間の母親のあいだに生まれた子供たち、姉「雪」と弟「雨」の物語である。「雪」は腹を立てて興奮すると、オオカミに姿が変わってしまう。小学校で誰かに見られたら、大変な騒動になる。母親は怒りを鎮めるおまじないとして、〈おみやげ三つ、たこ三つ〉を教えた。（後略）

この話は、高次脳機能障害者にみられる感情コントロール障害の一つである「脱抑制」の場合にも応用が可能と考えられる。「日常生活において、怒りが爆発しそうになったら、大きく深呼吸をして、その後行動するようにしましょう」とアドバイスしていることが、これにあたると思われる。「おみやげ三つに、たこ三つ……」と、二、三回唱えることで一呼吸置くことができ、その結果冷静な状態を保つことができる。

それでも衝動行為が生じる（「爆発する」）場合は、その場からしばらく隔離され、一人になることが必要だ。一人になって一定時間後、冷静になった段階で、自らの衝動行為に関する「反省の弁」を語る（記憶に残すことで経験を教訓化する）。自らの状態に関する気づきを促し的確にするために、語り合える友人をつくることも必要になる。「爆発時」や「激昂時」にはその後気持ちが落ち着いた時に、必ず「何故そうなったのか」を書き留め、「そのことについてどう思うか」の反省文を書くように勧めている。アクシデントやトラブルを教訓化し、何度も同じ失敗をくり返さないための方策である。山田規畝子さんの著書にもあるように、「言語化すると、その声に出したという行動と言葉がいっしょになって記憶に残る」からであり、文章化することでさらに確実になる。記憶されることで、二度、三度同じ過ちをおかすことがなくなる。

高次脳機能障害に関する様々な症状について、メカニズムや対処法を紹介してきた。以上のような症状は、誰でも人生のある時期において多かれ少なかれ有していると言えないだろうか。高次脳機能障害克服のための営みは、実は私たちの人間的成長においても不可欠なこと、のような気がする。

●第一章に関する引用・参考文献

立神粧子「ニューヨーク大学医療センター・ラスク研究所における脳損傷者通院プログラム——「脳損傷者通院プログラム」における前頭葉障害の定義」(『総合リハビリテーション』第三四巻、二〇〇六年)中、前編：第五号・五月号(四八七—四九二頁)、後編：第六号・六月号(六〇一—六〇四頁)

立神粧子『前頭葉機能不全　その先の戦略——Rusk 通院プログラムと神経心理ピラミッド』(医学書院、二〇一〇年)

山田規畝子『壊れた脳　生存する知』(講談社、二〇〇四年。角川ソフィア文庫、二〇〇九年)

◉コラム１

人類の歴史からみる脳のしくみと働き

1　人類の歴史にヒントを探す

高次脳機能障害とは一般に「器質性精神障害」と呼ばれる通り、脳のある部位の損傷による機能障害である。従って、同障害によって発現する病態について診断を進めようとする時、脳のどの部位が損傷を受けているかを知る作業は不可欠となる。参考になるのが神経学的な局所症状（運動、感覚、言語、各種脳神経症状など）だが、高次脳機能障害の診断を局所所見（ローカル・サイン）のみから進めていくことは困難である。それは、同障害を生じるような脳のダメージはより広範に拡がっている、という神経病理学的特徴による。同障害の発現が、人の認知やコミュニケーション、心理、情動まで幅広く内包しているという、同障害そのものの持つ特有な性格にも起因する。

脳のしくみや働きについて、局所的・部分的にみていくのではなく、鳥瞰《ちょうかん》してみることが必要ではないか。脳は「広大な宇宙」と言われるごとく、空間的にも時間的にも無限の拡がりを持つ臓器であり、人の脳は、すべての生物の中で最も高度に発達した器官とも言われている。そこで、人類が哺乳類《ほにゅうるい》発生の時期から辿った二億年余りの歴史から、高次脳機能障害の本質を探るヒントを見つけたい。地球上二億年の悠久の歴史への旅に出かけよう。

(1) 哺乳類だった頃に獲得した敏感な聴覚

人類の祖先である哺乳類が地球上に出現した二億二〇〇〇万年前の地球は、それより一〇〇〇万年前に出現した恐竜の全盛期であった。全長三〇メートルに及ぶ大型恐竜も生存し、ねずみほどのサイズしかなかった哺乳類の祖先にとっては大きな脅威であった。恐竜が活動していない夜間に活動(捕食)することを余儀なくされた(「夜行性」)私たちの祖先は、太陽熱が失われた寒さと真っ暗闇の中で、食物である昆虫を捕ったり、葉や木の実を食べたり、天敵からいち早く逃げたりしなくてはならなかった。

体毛を身に付けた「内温性」とともに獲得した優れた聴力で、どんなささいな音でも聴き分けた。哺乳類では、鼓膜の内側の中耳に、あぶみ骨、つち骨、きぬた骨という三つの耳小骨《じしょうこつ》が存在する。特につち骨、きぬた骨は哺乳類に独自のもので、虫が発する小さな音や高い音を聞くことに役立つ。夜間でも襲ってくる爬虫類《はちゅうるい》は、哺乳類より二〇〇〇万年ほど前に既に誕生していた。近づいてくる敵から素早く逃げなくてはならない。獲物の昆虫類も鬱蒼《うっそう》とした茂みの中から探し出さなければならない。身を守るためにも、食餌を獲得するためにも、様々な音を同時に聞き分ける能力(聴覚機能)が哺乳類の段階から発達した。聴覚には、人類の出現後(原人の時代)、言語の使用(発語)と同時に言葉を理解する機能も加わり、共同体形成のためのコミュニケーション上、最も重要な位置を占めた。

(2) 木の上での生活を始めた私たちの祖先

一億六〇〇〇万年余りの生存の歴史を誇った恐竜は、六五五〇万年前、直径一〇キロメートルの隕石の地球上(現在のメキシコのユカタン半島とされる)への落下により、数カ月間で全滅したといわれる。生き延びた哺乳類は、様々な種へと分化し、五五〇〇万年前に人類の祖先である霊長類が誕生した。オランウータンやヒヒなどの霊長類は、現在に至ってもなお樹上での生活を続けている。一八〇〇万年前、人類とチンパンジーの共通の祖先とされる類人猿が登場した。樹上での生活が主であったが、枝でのぶら下がり(アームスイング)や垂直木登りなどが、その後の二足歩行の準備過程だった。

樹上生活は様々な恩恵をもたらした。一つは、木や枝、実を、つかんだりつまんだりするために、親指と他の四本の指が九〇度の角度をなす「対向指」が形成された。その後の手指の利用、発達によってより顕著となり、特に親指(拇指《ぼし》)は特別な機能を持ち、脳の構造へも影響した。二つ目は、木から木へ飛び移る時に対象までの距離を予測し、自分の位置から木の実などの対象物までどの程度手を伸ばせば届くかを判断するため、「立体視」による距離感の把握を必要とした。そのために、二つの目が徐々に顔の平面に並んだ。

立体視のしくみは以下の通り。二個の眼球のレンズ(水晶体)を通して入ってきた光景は、奥にある網膜に写し出される。そこから視神経を介して、両側の後頭葉に投射される。同じ物を二個の眼で見ることにより、そのわずかなずれによって、物の立体構造や物と物の位置関係を知ることができる(目の前に人差し指をさし出し、左右別々に閉眼すると、人差し指の位置が微妙にずれることで視野のずれが分かる)。

視野の内側(網膜上の外側に投影された像)が、視神経を通じてそのまま同じ側(左、右)の後頭葉に投射されるのに対し、視野の外側(網膜上の内側に投影された像)は、左右の視神経の結合点である視(神経)交叉で交叉し、それぞれ反対側の後頭葉へ投射される。その結果、右の外側(内側)の景色は右左(右)後頭葉、左の外側(内側)の景色は右(左)後頭葉に投射される(図1)。左右の眼の情報が脳へ送られる際、途中で半分ずつに分かれて交叉するしくみは、イヌやサル、人といった両眼が平行に並んでいる動物に特有である。同じ側の脳(後頭葉)に左右両方からの情報が入ることで、その映像の微妙なずれを感じ取り、物を立体的(三次元的)に見ることが可能になる。

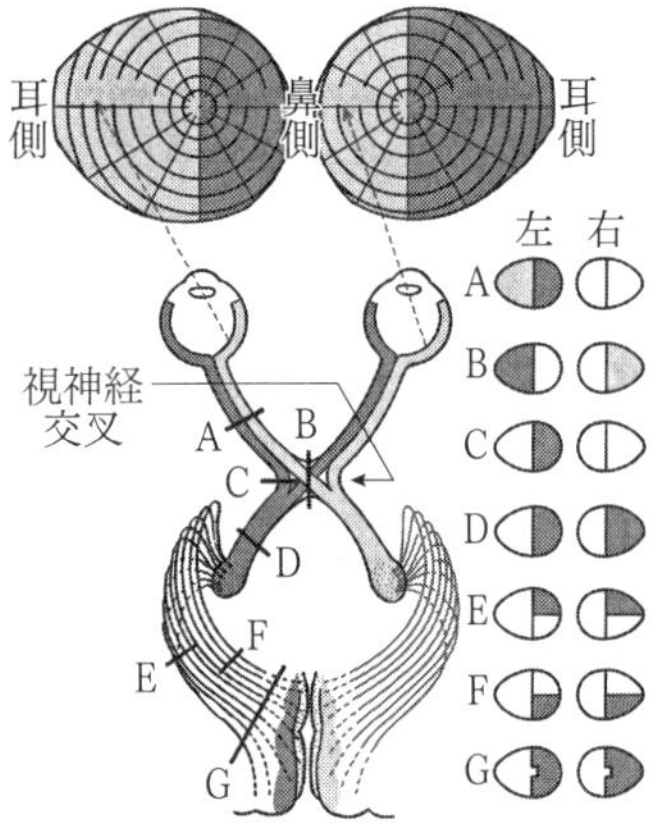

図1　視神経の障害部位と視野の異常との関係
視神経および脳のA〜Gまでの損傷と，A〜Gまでの視野異常を示す．Gは中心視力が保たれており，黄紋回避という
(太田富雄『脳神経外科学』改訂5版，金芳堂，1989年より)

(3) 直立二足歩行の開始

一〇〇〇万年前から七〇〇〇万年前の間、類人猿の生息地に地殻変動が起こり、アフリカ大陸を南北に貫く大地溝帯グレート・リフト・バレーが形成された。彼らが住んでいた広大な森林は、一方は森林として残り、もう一方は平原になった。森林に留まった猿はそのまま類人猿として生き残ったが、平原を生活の場にせざるを得なくなった猿は猿人(人類)へと進化した。こうして三七〇万年前に、(アファール)猿人が誕生した。彼らのものと思われる三六〇万年前の二足歩行の足跡が残されている(父と子が連れ立って歩いた後を母が付いていった、と推測される足跡)。

猿人が直立二足歩行を始めることによって、様々な産物が得られた。一つは、手が解放されたことにより、いろいろな用途に使われた。二つ目は、四つ足歩行に比べエネルギー消費が効率的になり、体内の臓器・組織の発育や複雑化につながった。三つ目に、体内で最もエネルギー消費量の多い脳の限りない発育を促した。直立した脊柱の最上部に安定した状態で鎮座した脳は、大きく重くなり、特に、頭の前方にある前頭葉が拡大した（猿人の脳容積が四〇〇～五〇〇立方センチメートルであったのに対し、一九〇万年ほど前に誕生した原人では六〇〇～一二〇〇立方センチメートルと約二倍になる）。前頭葉が「高次脳機能」の主座であることから、高次脳機能は直立二足歩行によってつくられた、とも言える。

（４）手（指）の使用がもたらした生活の変化、脳への影響

二足歩行による上肢の解放は、二五〇万年前頃になり両手指の著しい変化をもたらし、生活を変え、脳に画期的な変化をもたらした。「人とサルとの違いは何？」と問われて、「道具を使うこと」と答えることがある。二〇〇万年前に作成された礫《れき》石器がタンザニアで出土し、大英博物館に所蔵されている。二四〇万年前～一六〇万年前に生息したホモ・ハビリスの化石とともに見つかった最古の石器であり、動物死骸の解体のために使われた道具であろう。手の複雑な動きは、脳の発達に大きく貢献した。運動機能、（共同）作業を通じての精神機能・コミュニケーション機能は、同時期発達途上にあった、高次脳機能にとって最大の位置を占める前頭葉への刺激を促した。手指のくり返しの脳への刺激は、前頭連合野、運動連合野、運動性言語野（ブローカ野、左大脳半球）を作り上げた。

人類の進化の過程で、道具類を右手で操作するようになり、右利《き》きが圧倒的に多くなった（アファール

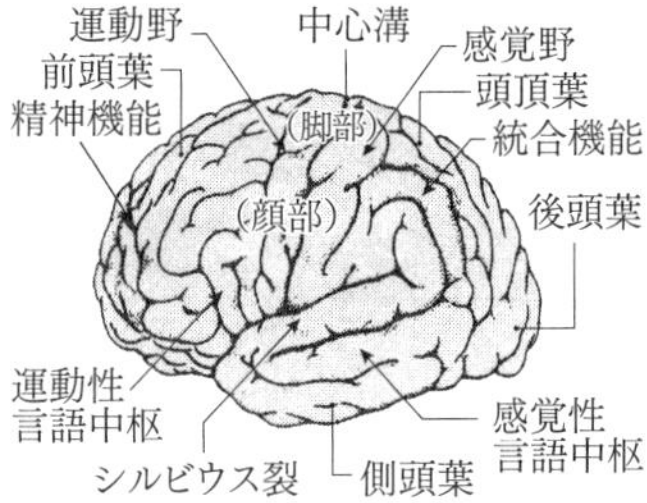

図2　大脳皮質の部位と機能（山口研一郎『脳受難の時代』御茶の水書房，2004年より）

猿人の頃から右利きが多かったという説が有力）。その結果、反対側の脳（左脳）に右手の複雑な動きや言語といった、日常的な活動にとって大切な機能がインプットされた（優位半球）。右脳には外界の刺激（音楽や絵画）を理解する機能がインプットされた（芸術脳）。左右の大脳半球の分化が生じたのである。

ここで久保田 競《きそう》氏（京都大学神経生理学名誉教授、霊長類研究所（当時））の著書『手と脳』を紹介したい。

冒頭（第1章）、カントの言葉による「手は外部の脳である」という本書の結論とも言うべき文言が紹介されている。手の三つの基本的働きとして、「（物を）つかむ、つまむ」「道具の使用」「コミュニケーション」が挙げられる。第2章と第5章では、手と前頭葉、特に前頭前野との関係が述べられている。手の直接の運動は前頭葉内の運動野《や》（図2）によって司られている。それを運動野の前にある補足運動野、その一部にある運動前野が支配し、補足運動野を額のすぐ後ろにある前頭極が支配する（運動前野へは頭頂葉の体性感覚野から情報が入る）とされる。すなわち、前頭極が随意（自らの意志で上下肢や身体を動かす）運動の最高中枢である。

第3章では、「感覚器官としての手」の効用について解説されている。手＝感覚器官とするのはやや奇妙な感じもするが、五感（視、聴、嗅、味、触）のうち触覚があり、この中には、圧覚、熱い、冷たい、痛みが含まれる。第六感とも言われる運動感覚（固有感覚）もある。手（特に手掌側）には、これらの感覚を受け入れるための受容器が豊富に存在する。手の感覚は頭頂葉の前方部、体性感覚野に伝わる。すぐ後方にブロードマン5野・7野（図3）があり、頭頂連合野とよばれる。5野は体性感覚野から、7野は視覚野から連絡を受けている。頭頂連合野は体性感覚と視覚の統合を行っている。

　第4章は、手の動きに関するしくみの紹介で、感覚から運動への運動、反射、脳における運動野の位置・範囲などが解説されている。関連して第6章は、手を器用に使うことについて解説されている。手

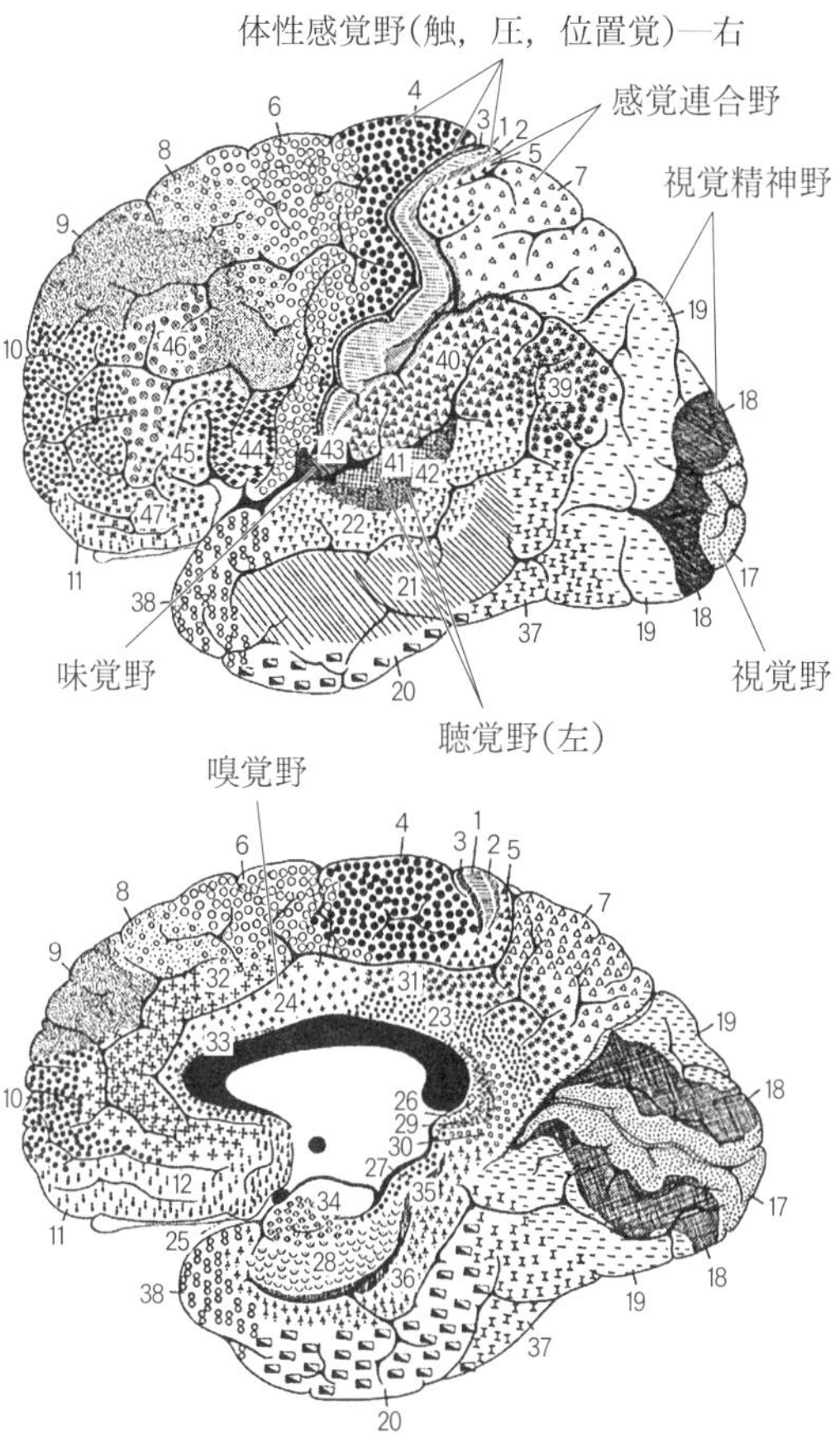

図3　Brodmannによるヒト大脳半球皮質の細胞構築図（太田富雄『脳神経外科学』改訂5版，金芳堂，1989年より作図）

を器用に動かすためには前頭前野が働いており、幼少期より手の運動の学習を行うことの必要性が強調される(おはじき、お手玉、こまなどの手を使う玩具、そろばんなどの道具、鉛筆を小刀で削るなど、が推奨されている)。

ここからさらに興味深い話題に移っていく。まず第7章「利き手と脳」。神経内科や脳神経外科の医者が診察する際、必ず最初に「利き手はどちらですか?」と患者に聞く。右利きと左利きでは、左右の大脳半球の働きが全く違うからである。利き手(人の場合、右利き約八七%、左利き約四%、両手利き約九%)は、人に特有なものであって、最も近いサルにもない。猿人とされるアウストラロピテクス(約三〇〇万年前)の頃から右利きが多かったであろうとされる。三〇〇万年前の地層から見つかった多くのヒヒの頭の骨に、猿人に打撃されたと思われる陥没した穴があり、ほとんどが左側であることからそう推測される。旧石器時代の人類の多くが右利きであったことについては、当時の道具類の形状からも様々な確証がある。

脳の左右差の代表は言語であり、失語は一般に九六%が左脳、四%が右脳の障害で起こる。右利きでは九〇%以上が左脳、一〇%以下が右脳に言語中枢があるのに対し、左利きでは左右五〇%ずつ。左利きでは、失語が軽かったり回復が早かったりすることから、言語機能が両方の脳で司られていることが示唆される。

右利きの場合、言語機能は左脳、図形(空間)認知は右脳とされる。これを明確にしたのが、かっててんかん治療などのために行われていた脳梁《のうりょう》切断術による「離断脳」の患者である。このような患者に、図形を組み合わせるテストを左手と利き手の右手を使ってさせると、明らかに左手の方がスムーズである(右頭頂葉で認識した図形の情報が、右運動野にしか送られないため)。左利きの人はこの逆になる。一般に、頭頂側頭連合野の障害が左脳に生じた場合、感覚性失語、失行、失計算、失読、失書が生じるとされる。右脳に生じた場合、左半側空間無視、左半側身体失認、相貌失認、地図失認、着衣失行、失音楽が生じる。このように左右の脳の働きが違うのは、「最高次の機能を営むために、同時に二つの機能が別々の左右脳で営まれる有利さがあったため」と解釈されている。右利き―左言語脳の構図は、「言語で考えられたことを利き手で実行するため」とされる。

次に第8章「手と脳の進化」。一般に霊長類→類人猿→猿人→原人→新人と進化するに伴い脳は大きく、重くなったことは事実である。そのような変化が何故生じたのかが、人類学の大切な課題である。頭蓋骨の化石や現代に生きる哺乳類、霊長類、類人猿、人類の脳をつぶさに調べると、それぞれの類の脳の構造が明らかになる。例えば運動野(ブロードマン4野　図3)は類人猿に至るまで広くなるが、運動前野(6野)は人に至るまで広くなる。運動前野は「プログラム化された複雑な運動の遂行」に役立っているとされる。「運動を計画的に行うこと、言葉を使うこと、社会的行動をすることによって、前頭前野、側頭葉、頭頂葉の連合野が大きくなった」、その結果脳が大きくなったと言えるのではないか。

第9章「手と脳の現在と未来」は、同書のまとめと未来への予測とも言うべき章で、ありとあらゆるもの(特にIT機器や家電製品)が文明化された社会において、脳(特に前頭前野)の機能を維持させるための手の動き(同時に足の動き)の重要性について語られている。「手を創造的に使おう」との一言で締め括られている。

(5) 狩猟生活の始まりと五感の発達

狩猟生活は一九〇万年前から始まったとされる。生存していく上で最も重要な食生活、さらには衣服、住居と切り離せない営みであった。動物の肉や内臓、骨、毛皮あるいは排泄物までもが、様々な用途に使えたからである。その営みも、脳にとって画期的な様々な機能をもたらした。一方では獰猛《どうもう》な動物からの素速い逃避が必要であり、一方で獲物は確実に仕留めなくてはならない。「情動」とされる本能的な心の動きにより俊敏な行動が必要になる。そのために発達したのが、大脳と脳幹の中間に位置する「大脳辺縁系」と呼ばれる領域で、これは哺乳類に特有とされる。もう一つは、鋭い五感(視覚、聴覚、嗅覚《きゅうかく》、味覚、体性感覚)。遠くから近づく獲物をいち早く発見するためには、どれも極めて重要な機能であった。獲得した肉や様々な食物が安全なものかどうか確かめることにも役立った。ここで脳の機能に立ち返って、大切な五感について解説しよう。

① 視覚の成り立ち

人が視覚能力を獲得するのは誕生後と考えられる。誕生してしばらくの間は、周囲の景色はボンヤリと見えていると思われる。生後二~三カ月頃の乳幼児が、誰を見ても「社会的微笑」とされるニッコリとした表情をするのはそのためだろう。新生児にみられる微笑みとともに、この乳幼児の表情には、哺乳類に特有の大脳辺縁系が関係している。生後六~一二カ月頃には「人見知り」するようになり、見慣れない人を見ると泣き出す。この間、視力が発達することと(新生児は乳幼児に比べ視力がかなり弱く、調節機能も悪いため、顔から三〇センチの距離にあるものが最も良く見える)、大脳皮質の発達によるものである。目の前に見える対象が自分にとってどのような存在なのか、感じ取ることができる。母親の顔写真と他人の顔写真を同時に見せた場合、母親の顔写真を見た時明らかに前頭葉領域の機能が高まる。これは、母親が自らにとっては安心できる存在であり、コミュニケーションをとろうとする意思表示の現われとされている。視覚は、発育過程において徐々に発達していく。

人が幼少期に視力を全く失ってしまった場合どうなるのか。ロバート・カーソン著『四六年目の光――視力を取り戻した男の奇跡の人生』はそれを私たちに教えてくれる。三歳の時不慮の爆発事故に遭い両眼ともに失明したマイク・メイ氏は、その後も持ち前の積極性を発揮し、何事にもチャレンジし起業家となり、結婚後二人の男児の父親にもなった。視覚障害者ながら、私的生活においても社会的にもさほど不満は感じていなかった。一九九九年二月、四六歳の時、ある医師より角膜の幹細胞移植によって視力が回復する可能性を告げられる。手術の話を聞いて七カ月間考え抜いたメイ氏は、医師に移植の承諾を伝え、それから二カ月後に幹細胞移植手術を受けた。さらに四カ月後の二〇〇〇年三月、角膜移植を受けた日の翌日、遂にメイ氏にとって「四六年目の光」が差し込んだ。

最初の印象は「白い光の洪水」であった。私たちが真っ暗な部屋から太陽が燦々《さんさん》と輝く場所へ突然移動した際、眼前が真白になる状態に近いと思われる。視力が戻った喜びもつかの間、メイ氏にとって「見える」ことによる苦悩の日々がその後数カ月、数年も続いた。同書が出版された二〇〇九年もそれは続いている。メイ氏の視覚には、主に以下のような特徴がみられた。

1　人体の各部分の区別はつくが（目、耳、鼻、口も含め）、人の顔の区別がつかない（妻、息子たち、男性と女性の区別）。

2　色の区別はできる（髪の毛の色、食器の模様）。

3　物や動物が動き出すと、それが何か鮮明に把握できる。
4　色や形、景色、様々な視覚情報が無制限に押し寄せ、疲労感が強い（目を閉じれば安心）。
5　景色の遠近感、物の立体感、近接した物と物との区別など、三次元的な把握が困難（階段が三本の線に見える）。
6　盲目の時に活用していた触覚や位置覚（自ら動いて互いの位置を確かめる）を使うと、物や景色の正確な把握が可能。
7　字や数字の明確な把握が困難（本が読めず、従来の音声による朗読を活用）。

三歳という幼少期（視覚的な経験が十分になされていない時期）に失明したメイ氏にとって、目の網膜に、あるいは後頭葉に写し出される周囲の景色（画像）はほとんど意味をなさず、単なる形や色の羅列でしかない。同書は以下のことを私たちに教えてくれる。

a　視覚とは、単に目に写った（網膜に投影された）像が脳（後頭葉）に投射されることによって成立するのではなく、それが何者（物）であるかや、物体同士の位置関係、物体と自分との位置関係については、他の領域の大脳皮質が関与している。

b　後頭葉や他の領域の大脳皮質は、人の発育過程で能力を獲得していくのであり、一朝一夕にでき上がるものではない。それは、「学習」や「経験」によるところが大きい。

c　視覚は、それのみで周囲の状況をつかむのではなく、聴覚や触覚、嗅覚などが動員されて初めて正確につかみ取ることができる。

メイ氏の「視覚障害」に対して興味を持ち、視覚や脳機能の評価、画像検査（ｆＭＲＩ＝機能的磁気共鳴画像)を実施してくれた女性科学者によって、それは目の問題ではなく大脳皮質の視覚認知の問題であることが解明される。メイ氏の視覚領域は既に本来の機能を果たしていないことも判明する。それを知ったメイ氏は、従来の盲目時代に行っていた生活の方法によって「視覚」を補うという対策を練る。従来の「整理整頓」屋という自らの特技を生かし、見えたものを一つひとつ整理し、それを脳に刻み込む(「脳内のカタログを作製」)という膨大な作業をやり抜く。この方法はメイ氏のみならず、高次脳機能障害の人々にとっても重要な教訓であろう。

メイ氏の例に限らず、例えば二～三歳頃、何らかの原因で片方の眼に眼帯を一定期間せざるを得なかった子供の場合、将来的に視野を遮断していた方の眼の視覚が障害される可能性がある(睡眠のように両眼を閉鎖する場合は問題は起こらない)。視覚中枢の発育過程で、片眼からの刺激が遮断されることにより、その部位にあたる神経細胞の発育が障害を受けるためである。

視覚はいかにして感じ取られるのか。視覚中枢である後頭葉に景色が写し出されるまでに、二個の眼球のレンズ(水晶体)を通して入ってきた光は、奥にある網膜に写される。そこから視神経を通して、両側の後頭葉に投射される。網膜には周りの景色が上下左右全く反対に写される。その像はそのまま脳へ投射されるが、脳で理解(キャッチ)される時は、本来の上下左右として判断される。

おもしろい実験をした人がいる。上下左右が反対に見えるメガネを、夜間床に就く時以外始終着けて(食事やトイレ、外出の際も)二～三週間過ごした。当初は、歩行時バランスが悪くてよろめいたり、むかつきで気分が悪くなったりしたが、徐々に慣れてきて、他の人に指摘されない限り不自然さを感じなくなった。脳がいかに順応性を持って対応しているかを表している。私たちはふだんでも、鏡に映った自分の姿を左右反対に見ているが、特に不自由なく髭を剃ったり化粧をしたりしており、これも脳の順応性を示す。

後頭葉に写し出されたものが何かを認識するしくみはどうなっているのか。後頭葉に写った景色や物体は、そのままではそれが何かということは認識されない。認識のためには、他の部位の大脳皮質(連合野)の働きが必要になる。後頭葉からの視覚像が「what(何)の回路」を経由し側頭葉へ進み、そこに貯蔵されている名前や意味の情報(記憶)と結びついて、見ている物体の名前や意味を認識(言語化)できる。側頭葉は「物体知覚」に大きく関与している。餌をとるために、縞《しま》模様のある木片とない木片のうち、ある木片のみを使うことをサルに学習させる。そのようなサルで、両側の側頭葉を除去すると、木片を握って餌をとることはできたが、縞の有無は見分けられなかった。サルは側頭葉を失ったことで、木片を握る動作は可能であったが、二種類の木片の違いを区別することができなくなった。

物と物、物と自分との位置関係を知るしくみはどうなっているのか。後頭葉から頭頂葉を通り前頭葉の運動前野に至る「where(どこ)の回路」がある。自分や自分以外の物体同士の空間的位置関係を認識するための回路。頭頂葉や前頭前野が「位置知覚」に関与している。そのことで私たちは、日常的な身の回りのこと(食事や掃除、洗濯物をたたむなど)をスムーズに行うことができる。野球やサッカー、テニスなどのスポーツを趣味にすることも、街中を迷わずに歩いて目的地へ到達することも可能になる。

人の視覚は(一次)視覚中枢である後頭葉を基点に、側頭葉(連合野)、頭頂葉(連合野)へ張り巡らされた通信回路によって様々な機能が付け加えられている。視覚のみならず、聴覚や嗅覚、触覚といった「五感」が動員されることで、より的確な判断をもたらしている。それらの情報はすべて前頭連合野(前頭前野)に集約され、様々な行動上の判断、思考、他者との関係性(社会性)にまで関与している。

② 聴覚のしくみ

聴覚の簡単なしくみは、以下の通り。音(波)は外耳(道)→中耳→内耳を通り、内耳(蝸牛《かぎゅう》)神経へ伝わり、脳幹(橋《きょう》)において、大部分の神経線維は交叉して反対側へ行く(このことが、左右の耳での言葉の聞き取りの違いに結びつく)。残りの一部は非交叉のまま同側の大脳中枢へ至る(図4)。内側膝状体を経て側頭葉皮質の聴覚中枢へ入る。

左右どちらの耳の方が言葉を聞き取りやすいだろうか。年配の方は覚えているかもしれない。全国にテレビが普及した一九六〇年代初め頃、NHKで「事件記者」というドラマがあった。記者室に事件に関する電話がかかってくると、記者たちは通常左手で受話器を持ち、それを左耳にあてながら、右手でメモを取るシーンが描かれていた。中にはこういうシーンもあった。右耳と右肩の部分に受話器をはさみ、右耳で聞き取りながら、右手でメモを取る。左手にはタバコを持っていることが多かった。子ども心には、タバコを吸うために左手では受話器を持てないのだな、と理解していたが、どうもそればかりではなかったようだ。

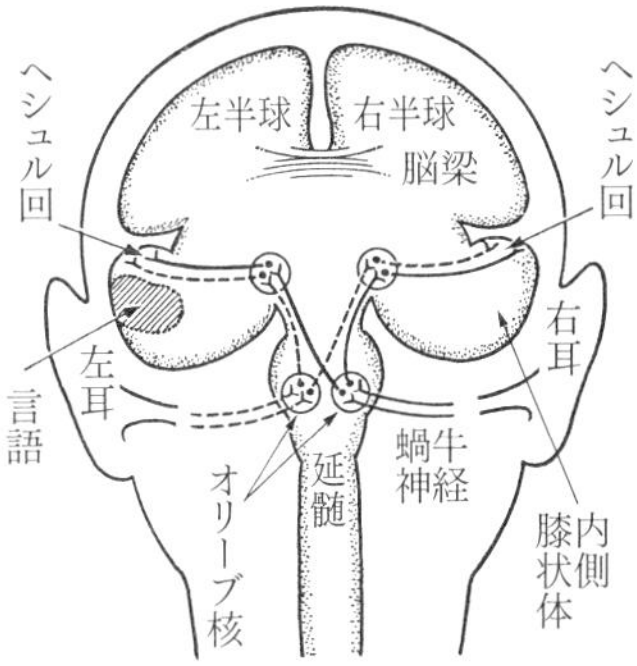

図4　聴覚の伝導路(角田忠信『右脳と左脳』小学館，1982年より)

それを確かめるために、以下のような実験がある(角田忠信『右脳と左脳』)。

1　両耳から(イヤホーンを使い)違った情報を同時に与える。

2　例えば6＋2と4＋5といった簡単な二通りの計算問題

を、それぞれ右耳と左耳から同時に聞かせ、解答を書かせる。二〇問が終わった段階で、左右逆に同じ問題を行い、両方の結果を判定。

以上から、どのような結果が出たのだろう。1では、右耳で聞いた情報の方がより正確に聞き取れた。このことから右耳から入った情報が左大脳半球へ入り、言語中枢で解釈されやすいということが分かる(音楽の場合、これとは逆に左耳で聞いた方が良い結果が出るようだ)。2でも、やはり右耳で聞いた方が正答率が高いという結果が出た。この結果、左脳は言語だけではなく、計算も司っていることが分かる。記者という正確な情報をキャッチしなくてはならない職業人には、右耳で聞く方が有利だった。

それは、聴覚失認がある人たちにとっての教訓でもある。相手と話をしたり、テレビを見(聞い)たりする時は、どちらかと言えば右耳から情報を取り入れる心構えを持つ方が良い。そのような人と接する場合、多人数の中で語りかけるのではなく、一対一で相手の顔を見て語りかける心構えが必要である。

③ 忘れられた嗅覚の大切さ

嗅覚は、現代人にとっては、その必要性が薄れてしまった感覚と言える。しかし、味覚とともに、失った時の味気無さは想像以上のものがある。図3に大脳皮質における感覚の分布を示している。嗅覚中枢(野)は大脳辺縁系、味覚中枢(野)は側頭葉の内側部に位置する。本書第二章で紹介する「軽度外傷性脳損傷」の方で、嗅覚や味覚の障害を生じている場合もみられ、大脳辺縁系や側頭葉内側部の損傷(ダメージ)を表すことになる。

鼻腔の嗅粘膜に達した臭《にお》い分子は、嗅神経を介して嗅球に達し、そこから側頭葉前部内側面に存在し大脳辺縁系の近位に位置する嗅覚中枢に分布する。扁桃核《へんとうかく》が嗅覚の高位中枢ともされている。大抵の人が、臭いとともにかつてのいやな記憶や懐かしい記憶を保っている(例えば、戦時中の防空壕での体験が、排泄物や腐った食物などの強烈な臭いとして思い出される、と語られる)のは、扁桃核の情動の働きに起因するのだろう。私にも、少年時代に近所の仲間同士で、近くを蒸気機関車が通るたびに、鉄道の上に架かる橋へ駆け寄り、蒸気の何とも言えないいい臭いを嗅いだ遠い思い出がある。

側頭葉領域に脳腫瘍を発症した方に生じる側頭葉てんかんの際、その前駆症状としての幻嗅(「ゴムの焼ける臭い」「薬品のいやな臭い」など)が生じることが知られていた。そこから側頭葉に嗅覚に関する中枢が存在することが推測された。同時に幻味(「酸っぱい味」「腐った果物の味」など)が生じることも多く、味覚中枢も側頭葉に存在することが推測されていた。嗅覚・味覚障害は同時に生じることが多い。側頭葉内側部の大脳辺縁系にダメージがあれば、嗅覚低下・脱失の症状が生じる。

頭部外傷の際、前頭葉底部(眼窩《がんか》部)を損傷した際の、嗅神経や嗅球の障害による嗅覚障害が加わることもある。損傷後一定期間を経て(日常生活に戻る頃から)、「臭いが感じられなくなり、どんな食物を食べても同じように感じる」(味覚障害も生じているため)と訴える人が多い。無嗅覚症の人について、臭いがないことで、食事のみならず人との触れ合いが違ってくる(味気ないものになってくる)、との体験談が紹介されている。臭いは本能的な親子関係の確認にも重要とされている。嗅覚障害に対しては、カレーライスやコーヒーなど、できるだけ臭いの強い食事(飲み物)を勧めている(米国ではパイプタバコも推奨されている)。

④　**本人にとっては重要な味覚**

舌の味蕾《みらい》において、甘味、苦味、塩味、酸味、うま味の五種類の味質を受容する(辛味は味蕾の近くにある自由神経終末で受容されている）。味覚には血液中の亜鉛が重要な働きをしている。舌で感じ取った味覚の情報は、顔面神経（鼓索神経）と舌咽神経を介して中枢へ運ばれる。さらに、軟口蓋では顔面神経（大錐体神経）、喉頭では迷走神経（上喉頭神経）が、味覚を担当している。味覚中枢は、側頭葉のブロードマン43の領域（図3）とされるが、大脳辺縁系の視床や海馬《かいば》もそれにあたるとされている。味覚障害は以上のどの領域がダメージを受けても生じることになる。

中枢性味覚障害が頭部外傷の方に多いのは（二〇一四年六—七月に実施した、クリニックにおける視覚・聴覚・嗅覚・味覚の四感の障害を持つ二〇名を対象とした調査では、嗅覚・味覚障害の人七名中五名が外傷であった）、頭蓋骨と脳との解剖学的関係により、側頭葉が損傷される場合が多いことによる。味覚障害は、他人にとってあまり実感のない障害だが、本人にとっては、「何を食べても砂をかんでいるような感じ」として、「生きる楽しみがなくなった」とうつ的になっている人も多い。以前楽しみだった家族や友人との会食を避ける場合もある。従って、本人の精神状態や他者との交わりを悪化させてしまうことになり、無視できることではない。できるだけ味の濃いもの、おいしいものを食べて、もう一度食の実感を味わってもらうことが大切である。

最後に体性感覚については、触覚、位置覚（四肢の位置、運動の方向や範囲）、温度覚、痛覚などがあり、頭頂葉の領域で司られている。人がある空間において素早く安全に行動したり、他者と一定の位置を保ちながら行動するために不可欠な機能と言える。

五感について、米国カルフォルニア大学のローレンス・D・ローゼンブラム教授（心理学）は、個々の感覚が別個に脳に取り入れられているわけではなく、総合的に受け入れているとの仮説を立て、様々な人を対象とした実験や最新の画像、代謝の測定により裏付けている。その成果としての著書『最新脳科学でわかった五感の驚異』中、「聴覚」「嗅覚」「味覚」「触覚」「視覚」と個々の五感について著しながら、最後に「多感覚知覚」という項目を設けている。各章には、「無音という音」「目にしているものを味わう」「話し言葉の手触り」「話が見える」といった、感覚の相互作用を表現する文言が並んでいる。

味覚には視覚、聴覚、触覚、嗅覚が影響を及ぼしており、その意味で「多感覚」とされる。美しい皿で食事を味わうとおいしく感じる(私たちの学生時代も、サントリーオールドのビンにレッドウィスキーを入れたり、黒ラベルのジョニーウォーカーに赤ラベルの中身を入れて飲んだりして、贅沢を味わった)。視覚については、特に顔の表情について同書で触れている。例えば、自身の顔の表情が自分の感情に影響することはよく知られている(「楽しいから笑うのではなく、笑うから楽しくなる」とよく言われる。桂枝雀の落語のまくらに、「皆さんおもしろくなくても笑ってください。笑っている間に必ず愉快な気分になりますから」というのがあった)。「笑顔はただ伝染するだけでなく、ちょっとした幸福感を(周りに)広めるのに役立っている」とされる。聴覚は視覚とともに感じ取られる(話をする時、相手の口唇の動きを見た方が聞き取りやすい)。幼い頃に耳が聞こえなくなった人においては、脳の視覚野と聴覚野の両方が再構築される。その結果、手話に対して反応し、読唇も可能になる。一般の人でも、騒がしい飲食店などで話を聞く時、たいていは読唇しているとされる。

高次脳機能障害によって五感のうち何らかの感覚を失ったり低下したと感じている人は、障害を受けた感覚のみに固執するのではなく、残された感覚をフル活動することによって補うことを脳が可能にしているとも言える。『四六年目の光』のマイク・メイ氏も、再獲得した視覚に対して、常に三歳から四六歳になるまで利用してきた触覚をヒントに(触覚を優先して)、物や景色、人の判断を行った。

(6) 言語の発達による咽頭、脳への影響

狩りという、生きていくために不可欠な作業を、他者との協力によって安全に効率的に行うために必要となったのが、共通の発語だったに違いない。当初は呼び声や叫び声だけであったものが、繰り返されていくうちに法則性を持つようになり、それが「言語」の出現に結びついたのではないだろうか。二〇〇万年前に生存したホモ・ハビリスの頭蓋骨の左前頭内側に大脳の皺《しわ》の跡がみられ、言語野が発達した証拠とされている。タンザニアで出土した、一四〇万年ほど前のホモ・エレクトスのものとみられる石を加工した握り斧を大英博物館が所蔵している。従来の石器とは明らかに異なり、左右ほぼ対称で、一定の法則性をもって彫られている。このような細工が可能になったことも言語の存在を証明する。その頃の人類は、言語で自らの意思を表現すると同時に、物(道具)を通じて表現したとされている。

言語が使われるようになって、人の咽頭は長く広くなり、より複雑で明瞭な音声を発するようになった。それは、単純な発声しかできない(できなかった)チンパンジーや猿人の咽頭と比較すると明らかである。言語を司るための中枢として、他者の言葉を聞き取る感覚性言語野(ウェルニッケ野)が左側頭葉のブロードマン41と42(図3)にあたる領域に、自己の言葉を形成する運動性言語野(ブローカ野)が左前頭葉のブロードマン44の領域に形成され、両者を結ぶ束状帯も完成した。こうして人類は、言語を使ってより複雑な内容の思考(発案や計画、反省)や記憶、情緒の発露を行うようになった(私たちは物事を考える

時、必ず頭の中で言語化する)。言語は他者とのコミュニケーション(意思疎通)に役立ち、集団生活、共同生活を円滑に営むことにつながった。集団における取り引きの中で、文字によるやり取りが生まれ、人々の営みや世の出来事が文字によって伝えられ、文化が形成されていった。

(7) 前頭葉機能の分化と発達

人類は直立二足歩行以来、様々な機能を獲得し、多くが脳へ情報として蓄積された。前頭葉が主な役割を担い、人類の進化の過程で最も発達を遂げ、その体積や重量も増した。猿人(アウストラロピテクス、三二〇万年前)、原人(北京原人、一五〇万年前)、旧人(ネアンデルタール、九万年前)、新人(ホモ・サピエンス、三・五万年前)の、掘り出された頭蓋骨によって、前頭部の膨隆の度合いを比較すると明らかである。

ニューロン(神経細胞)とニューロンの接点であるシナプスは、胎児の段階から増え続け、思春期に成人のレベルに達する。完成された脳の構造において、前頭連合野は最も緻密な機能を請け負う。ワーキングメモリ(作業記憶)はその一つであり、物体が何かという物の判別は前頭眼窩皮質、物体の場所については背外側前頭前皮質(この部位は生後数年間をかけてゆっくり発達していく)が司るとされる。

前頭連合野は、言語(コミュニケーション)、感情、精神活動、情報処理、時間の判断、計画の立案、策を練る、将来の展望、認知的柔軟性など、私たちが日常生活や社会生活において営んでいる意思や思考、決定など様々な精神機能に関与し、人間関係や社会生活において重要な働きを担う部位となった。前頭葉の発達過程において、人類は「高次脳機能」の源となる素地を作り上げた。そこに枝や葉を作り実を実らせることこそ、人の知的成長過程と言える。前頭前野(連合野)の働きに関連して、久保田競氏は私たちの日常生活においても教訓となるべき以下のような指摘をしている（自宅にこもっての単純な生活は、脳の機能をより悪化させる）。

〔前頭前野の一部を取り除いたサルがケージの中を目的なくグルグル歩き回る〕反応は前頭前野からの抑制コントロールから解放されて起こる現象である。動物園で狭いケージにとじこめられているサル、ライオン、クマなどが、同じようなくりかえし運動をしているのをだれしもよくみかけるだろう。彼らは苦労しないで餌を毎日もらえることから、前頭前野を使わなくてもよい環境におかれているとみられ、前頭前野の機能脱落を起こしていると思われる。（『手と脳』一三〇頁）（以下、〔 〕内は引用者による補足）

2　脳のしくみと高次脳機能

脳、特に大脳皮質は、部位により役割が決まっており（図2）、その点が、肺や肝臓など他の臓器と異なる。脳内出血や脳梗塞などにより、ある部位のみが損傷を受けた場合、特有の症状が出現する（例えば、左大脳半球の運動領域がダメージを受けた場合、右上下肢の麻痺が生じる）。「巣《そう》症状」と呼び、従来の脳神経診断学で重要視されていた分野である。高次脳機能とはそれぞれの部位を結ぶ「ネットワーク」の機能とされる。この場合のネットワークとは、大脳皮質領域の各分野を結ぶ連合野（連合皮質）、大脳と脳幹を結ぶ大脳辺縁系（「辺縁」とは脳の内側の縁に位置するという意味）、左右の大脳半球を結ぶ交連《こうれん》（その最大のものが脳梁）が、それにあたる。

（1） 連合皮質と連合学習

連合皮質とは大脳の表面を覆う厚さ数ミリの大脳皮質の各領域に存在し(図5)、それぞれが働きを分担している。連合皮質によって、各機能を有する大脳皮質同士が連絡を取り合い連携し合っている。人は成長過程において連合皮質の働きを積み重ねていき、一〇代後半の時期には自らの力で日常や社会生活全般にかかわるすべての行動を実施できるようになる。間違った行為が正しい行動を確立するための礎《いしずえ》になることもある。「失敗の積み重ね」が連合皮質を作り上げていくことに他ならない(幼児が何度失敗しても同じことをくり返すのは、本能的に連合皮質を作り上げる過程と言える)。

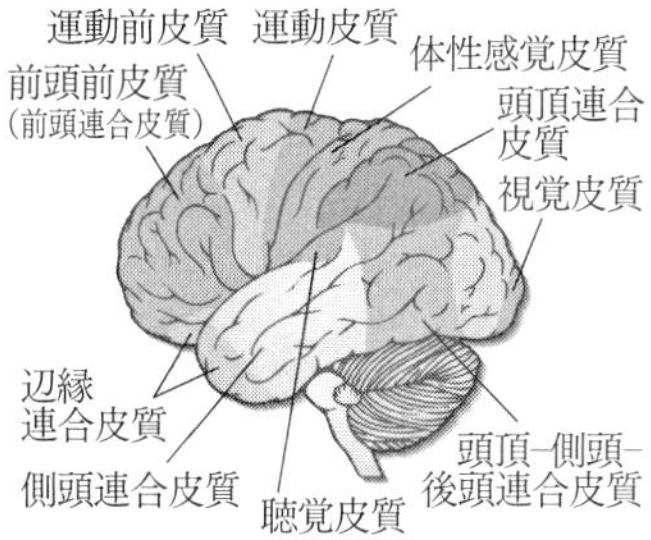

図5　連合皮質(F. E. ブルーム他『新・脳の探検(下)』講談社，2004年より)

連合皮質を作り上げる過程を「連合学習」と言い、それを有名な「犬の唾液実験」で証明したのがロシアの神経生理学者イワン・ペトローヴィッチ・パヴロフである。人は思春期の後期にシナプスを完成させ、高次脳機能もその段階において一定の完成をみる。私たちが生まれた時にはおそらくゼロの状態の高次脳機能とは、いかなる方法で獲得されていくのか。その謎を一九〇〇年代初頭に解明したのがパヴロフで、「条件反射の積み重ねによって本能の抑制や知性・意志の発達が生じる」との仮説を立てた。その仮説の証明を、犬を使った「唾液実験」に求めた。

犬は、肉片を目の前に置くと唾液を流す。生来から有する本能で「無条件反射」と呼ばれ、遺伝によって親から受け継がれる。次に、肉片を見せるたびに鈴を鳴らし、何度か繰り返すうちに、犬は鈴の音を聞いただけで唾液を流すようになる。鈴が鳴ると肉という好物をもらえることを犬が学習したのである。これは本来犬に備わっていた本能とは言えず、「条件反射」と呼ばれ、非遺伝的なものであり、生後獲得された才能と言える。今度はメトロノームを使い、肉片を見せる時は一分間に鳴る回数を一〇〇回に調節し、見せない時は五〇回に調節した。犬は、一〇〇回のテンポの時には唾液を流し、五〇回のテンポの時には唾液を流さない状態になった。複雑な刺激に犬が反応したことになり、高度な才能を獲得した、と言い換えることもできる。逆に、肉片を見せるたびに電気刺激による苦痛を与えることを繰り返すと、当初唾液を流していた犬が唾液を流さなくなった。肉片を見たら唾液を流すという犬の本能が、苦痛を与えられるという「おしおき」により抑制されたことを表す。「本能の抑制」というさらに高度な意志が犬に働いたのである。

一連の「興奮と制圧」といった犬の精神活動を、パヴロフは「高次精神(神経)活動」と呼び、大脳皮質において調節されていることを突き止めた。条件反射を起こす外界的刺激は何でもよいが、特に人においては「言葉(の意味)」が条件反射の最高の条件であり、多くの場合言葉によって反応するように、その精神活動が形造られてきたとの論を唱えた。人は、言葉に内在する精神活動によって行動が決定づけられ、大脳皮質が解剖学的中枢になっているとした。

① 前頭連合皮質(前頭前皮質)と記憶

各連合皮質の中で最も重要な役割を果たしているのが、前頭葉皮質に存在する前頭連合皮質(前頭前皮質)である。前頭前皮質とは、背外側前頭前皮質や前頭眼窩皮質の集合体であり、それぞれ重要な働きを担っている。人が日常や社会生活上、人間関係や社会活動を行う上でなくてはならない働きと言える。

直立二足歩行により自由になった上肢の特に手指の目的意識的な細かな動き、コミュニケーション、感情の動き、精神活動など、人間関係や社会生活において不可欠な機能が前頭前皮質の働きとして定着した。

重要なのが物事を計画的に進める遂行機能であり、それを保障するのが背外側前頭前皮質が司る「作業記憶（ワーキングメモリ）」である。ワーキングメモリとは数秒〜数十秒間維持する記憶（瞬時記憶）であり、背外側前頭前皮質で働く物体がどこにあるか（空間的ワーキングメモリ）という記憶、前頭眼窩皮質で働く物体が何かという記憶に分けられる。人は、目の前で物体がどこかに隠された場合、数十秒後でもそれがどこにあるか覚えており、探すことができる。それが空間的ワーキングメモリである。一歳半までの乳幼児では、おもちゃやお菓子などの隠し場所を、直後であれば探せるが、一〇秒も経つとどこにあるか覚えていない。背外側前頭前皮質がまだ発達していないからである。

数分から数時間維持される短期記憶は、側頭葉内側部の主に海馬の働きに依っている。同時に海馬では「記憶の固定化」が行われ、永続的な長期記憶が形成される。記憶の固定化には情動を司る扁桃核も関係する（お祝いや葬儀の際に参列した時などの記憶がいつまでも鮮明に残るのはそのため）。記憶の固定化の際、前頭連合皮質と側頭連合皮質が連携する。長期記憶が貯蔵されるのは大脳皮質であり、いったん大脳皮質に取り込まれた記憶は、海馬の助けがなくても引き出せるようになる。その結果、子供の頃のことや学校で習った知識が記憶として引き出せる（「幼年期健忘」といって三〜四歳の頃のことは記憶にないとされている。幼児期において大脳皮質がいまだ未成熟のため、長期記憶として残らないといわれる）。長期記憶の中でも「体で覚える記憶」（自転車に乗る、ピアノを弾く）は小脳に保存されている。

② 前頭連合皮質や側頭連合皮質の損傷の例

一八四八年、爆発事故によって上方にはね上がった一本の金属の棒が、作業をしていたフィニアス・ゲージという二五歳の労働者の左上顎部を突き抜け、前額の部分へ飛び出した(図6)。ゲージの前頭葉は両側にわたり破壊された(その後の検査で、前頭眼窩皮質に最も損傷が激しいことが判明した)。辛うじて生き延びた彼はその後、物事の計画を立てようとするが、準備した途端にやめてしまうことがたびたび生じた。高次脳機能障害の一症状としての「遂行機能障害」と言える。彼は事故後、落着きがなく騒々しく衝動的になった。「脱抑制」の状態となり、理性を失った。前頭葉に遂行機能や過度な行動を抑制する機能が備わっていることが予測された。

交通事故などによる外傷性脳損傷(TBI)のメカニズムとして、直撃損傷、対側(対向性)損傷、回転性損傷が知られている(図7)。解剖学的には、直撃や対側損傷によって前頭葉や側頭葉の頭蓋骨に接する前部及び底部のダメージが生じやすい。回転性損傷による捻《ねじ》れで、びまん性軸索損傷(DAI)と呼ばれる、脳全体にわたる神経線維の損傷(断裂)が生じることもある。

脳外傷において頻度の高い、前頭葉の前部や底部の損傷に注目する。損傷を受けやすいが故に、前部の前に前頭洞、底部の前には蝶形骨洞という空気の貯留部があり、顔面打撲の際のダメージから脳を守っている。前部は①背外側前頭前皮質と呼ばれ、底部は②前頭眼窩皮質と呼ばれる。それらの部位にダメージを負った人の事例から、①の損傷は遂行機能障害やワーキングメモリ(作業記憶)障害を引き起こし、②の損傷は衝動性(攻撃性)亢進やアパシー(無気力=何もする気がしなくなる)を引き起こすことが分かってきた。今から約一七〇年前にフィニアス・ゲージの身に生じたことは、現在の神経心理学でも十分

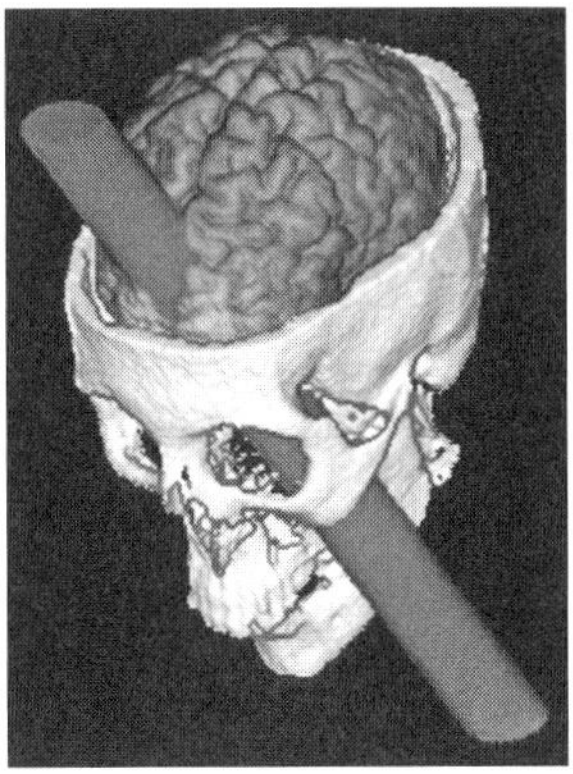

図６　事故後のフィニアス・ゲージの頭部（コンピュータによる再構成）（F. E. ブルーム他『新・脳の探検（下）』講談社，2004年より）

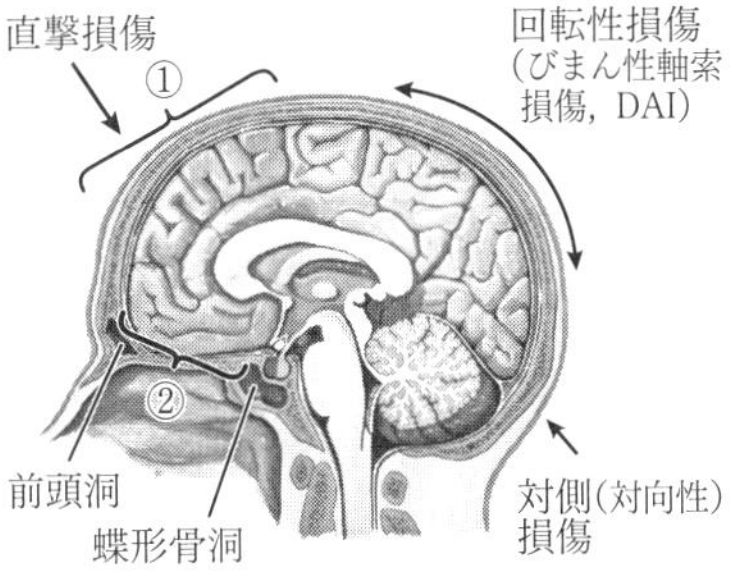

図７　頭部損傷のメカニズム（時実利彦『目で見る脳』東京大学出版会，1969年をもとに作図）

説明がつき、これこそが高次脳機能障害である。

側頭葉損傷の例として、よく示されるのがＨ・Ｍ（ヘンリー・グスタフ・モレゾン）氏である。彼についての論文は一〇編ほど書かれ、海馬や記憶の研究のきっかけとなった。Ｈ・Ｍ氏は、七歳の時の頭の怪我がきっかけで、一〇歳頃から側頭葉てんかん（精神運動発作）と呼ばれる、側頭葉内にてんかん（痙攣《けいれん》）発作の焦点を有し、突然無意識に奇妙な動作を始める発作を繰り返していた。一九五三年、二七歳の時、てんかんに対する外科的治療として、扁桃体と海馬を含む両側側頭葉内側除去術を受けた。

その結果Ｈ・Ｍ氏は、手術より三年前までのことについての記憶は保たれ、長期記憶は守られた。知能テストは術前より向上し、人格も保たれ、前頭葉機能は正常であった。学習することは可能なのに、それを記憶として残せないことで、瞬時記憶が維持された一方、短期記憶が障害を受けたことが判明した。これにより、海馬を含む側頭葉内側部に短期記憶の中枢があることが証明された。手足の運動に関する学習能力も一般の人と同じであった。運動学習に関する記憶は側頭葉や海馬とは別にあり、前頭葉内の運動野、運動前野、小脳にあることが分かった。

③ 頭頂連合野と(左)半側空間無視

頭頂連合野は前述した通り体性感覚に関する部位である。頭頂葉の傷害により「身体失認」と言われる、自らの身体の存在そのもの、位置関係、麻痺がある場合麻痺を無視する(「疾病失認」と呼び、無意識に歩こうとして転倒し事故に結びつく)、などの症状が生じることがある。体性感覚は多くの場合視覚と関連する。後頭葉から頭頂葉に至る線維の病変により生じる「自分がどのような空間にいるか」を知る能力の障害として「視空間失認」という病態がある。臨床現場において、「階段が平らに見えて昇降しにくい」「テーブルの上の皿がテーブル表面の模様のように見える」との症状を聞くことがある。

六〇代・女性で、生来の脳動静脈奇形の破裂により右頭頂葉後方の皮質下に出血した方がいる。脳動静脈奇形の塞栓術や血腫除去術を行い落ち着いたが、「両腕を上げても左腕が上がっていないような気がする」「洗濯物や着物がうまくたためない」「字がうまく書けない」「本や新聞がうまく読めない」「ホームで電車を待っていて、左から来た電車を見落とし乗り遅れた」といった症状が残る。この方には、主には「視空間失認」が生じており「左半側空間無視」も残存している。

「視覚」と脳との関係を最もよく表現するのが「(左)半側空間無視(unilateral spatial neglect＝USN)」と呼ばれる病態である。左同名半盲(視野欠損)は視野の左半分が見えない状態(眼球や顔を左へ動かすことで補充できる)であるが、左USNは視野が欠損しているのではなく目を動かしても変わらないし、目を左へ動かそうともしない。「見えているのに見えていると気づかない状態」「左視野への関心がなく、見ようとしない状態」である。左側への注意が向かないだけではなく、右側への注意が過度になる。他の人

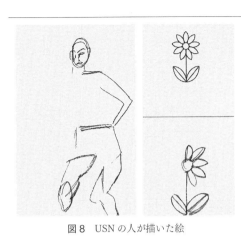

図８　USN の人が描いた絵

と横に並んで食事をしていると、自分の皿の左半分の食べ物を残す一方、右の人の食事を食べようとすることもある。左ＵＳＮにより、読書の際、漢字の偏を無視したり、横に並んだ文字の左半分や紙面の左半分を無視したりするため、新聞や単行本などを読もうとしても読み進めない。一見何の症状もないように見える人が、事務系や経理の仕事になかなか戻れない場合、このような症状を疑う。

　気をつけなくてはならないのは、ＵＳＮの多くに(左)片側身体失認や病態失認がみられることである。自分の左手が自分のものでないような気がして、車椅子での移動中に左手を車輪に巻き込んだり、片麻痺があるにもかかわらずそのことを忘れてしまい、朝起きた時にベッドから立ち上がろうとして転倒したりすることがある。「視覚障害」とともに、リハビリ上の大きな阻害要因でもあり、ホームなど入所施設での事故にもつながりやすい。

　六〇代半ばのある男性が右中大脳動脈の閉塞により脳梗塞を起こした。梗塞の範囲は、前頭前野や後頭葉を除くすべての右大脳半球にわたった。その結果、典型的な左ＵＳＮを生じた。本人に、自分の身体を書かせると、向かって左半分の身体の上肢部分が無視され、花の絵を模倣させるとやはり左側が無視されている(図８)。

　関啓子著『「話せない」と言えるまで――言語聴覚士を襲った高次脳機能障害』を紹介しよう。関さんは、失語症及び

USNなどの「高次脳機能障害」に関する専門家として、三〇年間近く臨床・研究・教育に携わってきた言語聴覚士（ST）である。神戸大学で仕事に従事していた二〇〇九年七月一一日（当時五七歳）、心原性脳塞栓（心房細動により生じた心臓内の血栓が胸部大動脈を介して内頸動脈へ流入する）による右大脳半球（中大脳動脈領域）の脳梗塞を生じた。神戸市立医療センター中央市民病院搬送時、右共同偏視（両眼球が右方へ向く）、左顔面神経麻痺（中枢性）が生じ、左USNや左半身麻痺も生じた。関さんはもともと左利きであったため、優位半球（言語中枢）が右脳に存在しており、失語症も生じた（「交叉性失語」と呼ばれる）。

左USNについて同書の中で詳しく分析されている。左側への空間無視の症状は以下の通り。

1　パソコンの左端や食膳の左側に注意が向かない。
2　障害物と十分な距離を取れずにぶつかる。
3　頭位と視線を右方へ向ける傾向（「視線がマグネットのように右側に引きつけられる」）。
4　時計描画において、文字盤が右寄りに。模写課題において、家や木の左側を省く。

左半側身体失認、病態失認の症状は以下の通り。

1　患側上下肢が存在しないように振る舞う。
2　左腕を食器や家具に引っ掛けて倒す。
3　他人に車椅子を押してもらう際、左手が車椅子から垂れ下がり、車輪に巻き込まれそうになる。
4　日常生活で左手の存在を忘れてしまう（左手の洗い忘れ）。

心がけた対応法としては、以下の通りである。

1　左側にある物・人を無視する→視線を左側へ向ける練習をする。

2　麻痺側への配慮不足、外界の物や人への対応が不十分→リハビリ室だけでなく、実生活での歩行訓練が重要。

3　左上下肢が無いかのようにふるまう。左上下肢麻痺を無視する→自らの病態を強く意識する。

「病識」(障害があることに気付く)「知識」「意識」(心がけ)が左半側空間無視に対する対応法のコツであり、関さんは比較的早期の段階で同症状を克服した。右大脳半球に何らかのダメージを生じた人は、多かれ少なかれ左半側空間無視の症状を呈する。それが日常生活や仕事場における注意障害につながり、すぐ近くにある物が探せないなどのトラブルを生じる。関さんの同症状に対する対応法は、一般の高次脳機能障害者にとってもおおいに参考になる。

④ 他人には理解できない相貌失認

同じ右頭頂連合野のダメージによって生じる特有の症状として「相貌失認」がある。『四六年目の光』において、マイク・メイ氏にも現われた視覚失認である。アメリカの脳神経科医オリヴァー・サックス氏(一九三三—二〇一五年)の著書『妻を帽子とまちがえた男』中、第1章「妻を帽子とまちがえた男」を紹介する。すぐれた音楽家(声楽家)であるP氏(五〇代か?)は、糖尿病の進行による脳血管障害(?)によって視覚異常をきたした。教養もあり魅力的人物である彼と対面したサックス氏は、互いの眼線が合わないことに気付いた。表情をくみとろうとする様子がみられない。神経学的検査が済み、脱いだ靴をはこうとしたP氏は、自分の足を靴と間違う。テスト終了後帽子をかぶろうとして、妻の頭を持ち上げた。後日のテストでP氏は、トランプの絵札は見分けられ、特徴的な似顔絵も誰だか分かった。しかし、テレビ画面上の無言のシーンは、シーンの内容も誰が誰なのかも男女の区別もつかない。自宅内にある家族や同僚、自分自身の写真さえ分からない。サックス氏が花屋で買ってきたバラも分からない。手袋も同様であった。

彼が住むマンションへ帰る場面を想像してもらうと、右側にある建物はすべて列挙したが、左側の建物は答えられない。反対方向から帰る場面を想像した場合も結果は同じで、左方向の視野の欠陥が明らかになった。サックス氏はP氏にみられる「相貌失認」に関して、「見る」という行為を哲学的に考察し、他の同様な事例についても検討を加えている(同書には、他にも、疾病失認、左半側空間無視、音感失認など、様々な失認の事例が紹介されている)。

私のクリニックでも、同様な症状で通院し認知リハビリを受けてきた四五歳・女性、M・Kさんがいる。二〇一四年一一月末、二十数年事務職として勤務してきた仕事場からの帰り、歩行中に乗用車に追突された。大阪大学医学部付属病院高度救命救急センターへ搬送されたが、意識は昏睡状態であり、GCS(第二章表4):E1・V1・M2と最重度に近い状態であった。頭部の画像検査にて両側の急性硬膜下血腫を指摘され、穿頭血腫除去術後、頭蓋内圧測定のためのセンサーを設置。一週間後、装着していた人工呼吸器が外れ、その一週間後にはGCS:4・4・6まで回復した。

一二月半ばにはリハビリ専門病院へ転院の上、理学・作業・言語療法を実施し、翌年五月半ばに自宅へ退院。同時にクリニックを受診された。初診時のM・Kさんは、表情に乏しく、自らは発言することなく、質問に対してもほとんど回答することもない。動作もゆっくりで、何かに取りかかろうとする自発性は全く見られない。六月初旬から高次脳機能障害に対する認知リハビリに取り組んだ。六月半ばには自宅での日常生活動作(食事、トイレ、入浴)は少しずつ自立し、七月半ばになると会話もわずかに可能となった。八月下旬には、近くのスーパーへ買い物に行くようになり、徐々に日常生活上の関連動作も可能なところまで改善した。

二〇一六年に入り、周囲に関心が向き始めると、当初から生じていた相貌失認の症状が気になり始めた。家族やクリニックのスタッフの顔が分からない、三月にはテレビでタレントのグループ「SMAP」が出演する番組を見たが、五人のうち誰がどの人か分からない、との訴えがあった。五月の連休明けに、以前の仕事場へ顔を出したところ、見慣れたはずの社員の顔の見分けがつかなかった。本人は、少しでも早い段階で仕事場の雰囲気に慣れるためのリハビリ出勤を望んでいたが、会社のスタッフの顔が分からないことによる混乱を考え、踏み切れない状態であった。スタッフも心配し、それぞれの顔写真と名前を書いた札をM・Kさんに渡しているようだが、果たしてそれが「幸運の札」となり得るのかは、実際に使ってみないと分からない。

その後、就労移行支援事業所への通所を経て、二〇一七年四月より復職を実現することができた。二〇一四年一二月半ばに撮影された頭部のCT(図9)では、右大脳半球の側頭葉及び頭頂葉後部に損傷後の所見がみられ(両図とも、左下に黒ずんだ部分が見える)、相貌失認の原因になっている。

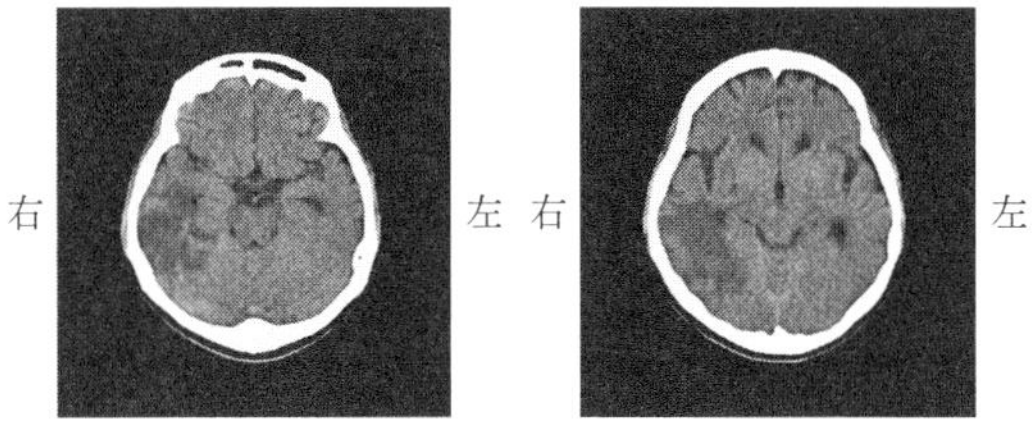

図9　相貌失認の人のCT画像

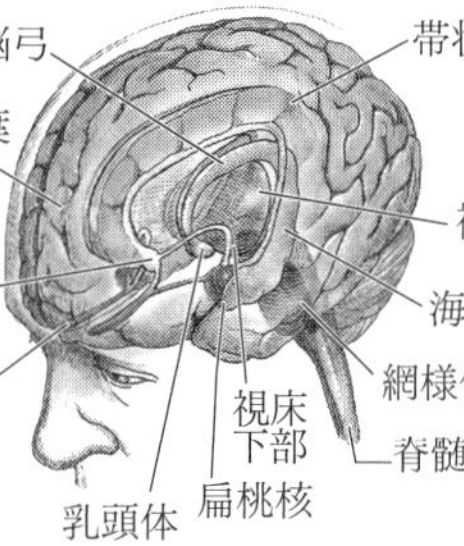

図10　大脳辺縁系を構成する主な構造（F. E. ブルーム他『新・脳の探検（下）』講談社，2004年より）

（2）大脳辺縁系と情動

「快―不快」「興奮―沈静」「緊張―弛緩」の三方向の性質を持つとされる感情affectの持続状態が気分mood、感情の興奮状態が情動emotionとされる。情動と密接にむすびついているのが大脳辺縁系であり、哺乳類において良く発達している。カエル、ヘビ、カメなどに比し、犬や猫などの方が表情が豊かなのはそのためだろう。

人は誕生直後より泣き声を上げ、生後二～三カ月の頃から、近付いた人に対し微笑む。乳幼児が他者（保護者）からの関心や保護を引き出すのに重要な働きをしており、生きていくために不可欠で、本能（遺伝）的なものと言える。その後成長の過程において多様な情動が形成され、大脳辺縁系の発達がみられる。一定の年齢に達した時、大脳辺縁系は人の情動に関するあらゆる機能を司る。成長過程において、前頭前皮質（前頭眼窩皮質）に大脳辺縁系をコントロールする働きが生まれ、大脳辺縁系における情動の変化を、前頭前皮質が監督する。

大脳辺縁系とは、視床の前方の部分から視床下部、扁桃核、海馬、帯状回、脳弓、乳頭体、中隔を含む集合体である（図10）。すべてが情動に関与し、直接的な攻撃や恐怖、情動に関する記憶、情動に伴う自律神経系の変化（心拍、呼吸）を引き起こす。大脳辺縁系は視床や扁桃核を介して、前頭葉（前頭前皮質）から情動的な行動を抑制するためのコントロールを受けている。側頭葉（皮質）は記憶と情動の調和をはかる。大脳辺縁系は視床を介して脳幹（網様体）と接している。下部の中脳（黒質）はドーパミンによって快感を引き出し、橋（青斑核）はノルエピネフリンによって興奮状態を起こす。

（3）脳梁と（大脳半球間）離断症候群

脳梁は左右の大脳半球を結ぶ交連の中でも最大の領域を占め、前頭葉から後頭葉に至るすべての範囲にわたる（図11）。大脳は、手（特に右手）が日常生活における様々な活動（道具類の利用など）において使用される過程で、左右の働きに分化していった（例えば左脳に言語機能に関する領野がつくられた）。しかし、左右の脳は個々別々に働いているわけではない。互いに連絡を取り合いながら共同の活動を行っている。そのための連絡路が交連であり最も主要な領域が脳梁である。脳梁が何らかの原因で損傷を受け働かなくなり、左右の脳の連絡がとりにくくなったら、人はどうなるのか。例えば頑固なてんかん発作を防止するために左右の脳を切り離す手術（脳切断術）などの際問題となり、「（大脳半球間）離断症候（状）群」の病名で臨床研究がなされてきた。その病態は多彩だが、主なものは以下の通り。

1　注意力低下：日常的行動では目立たないが、一連の仕事の過程での課題遂行時に出現。

2　左右大脳半球に同様に存在する機能（感覚や運動）の情報伝達の障害：

i　触覚や深部知覚の刺激に対し、同側では再現可能だが反対側では再現できない。

ii　それぞれ右視野と左視野に与えた視覚刺激の異同の判断ができない（タキストスコープ＝一瞬で画像を写し出す装置、を使用）。

iii　左視野に与えた絵と同じ物品を、左手では示せるが右手では示せない（右視野―左手も同様）。

3　左右大脳半球に別々に存在する機能（言語・書字・計算は左、形態知覚・空間認識は右）の情報伝達の

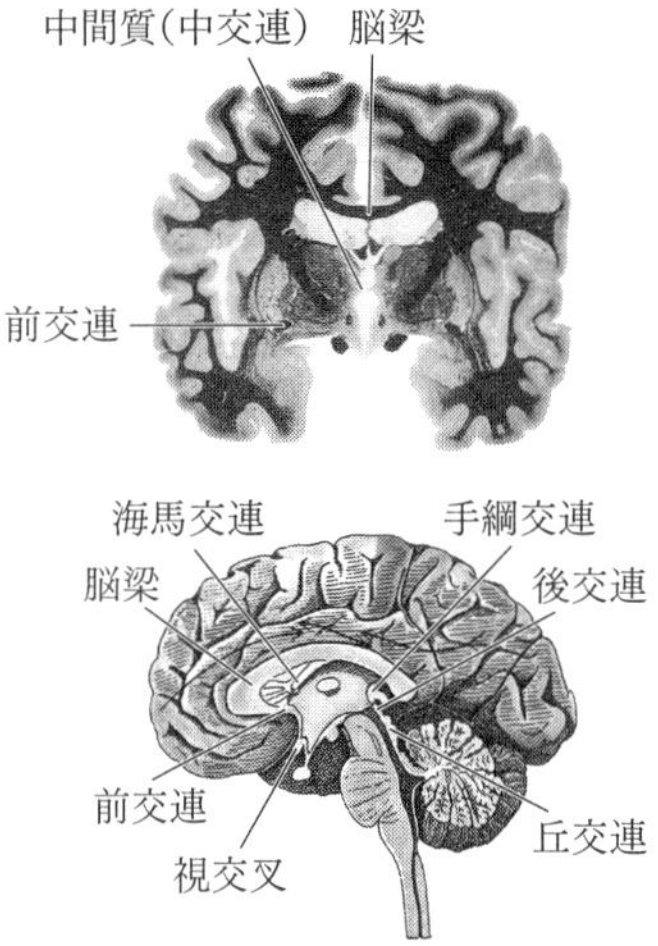

図11　左右の大脳半球を結ぶ交連と脳梁（F. E. ブルーム他『新・脳の探検（上・下）』講談社，2004年より）

障害：

i　右手は書字可能だが、左手では不能。

ii　左手で触ったものが何か言えない。右手の場合は言える。

iii　両側耳に同時に別々の言語刺激を入れると、右耳から入力した言語のみ聞き取れる。

iv　図形の模写で左手が右手より正確に書ける。

4　左右協働運動の障害としての「拮抗《きっこう》失行」：

右手による行動に対して左手が邪魔する。

損傷による脳梁障害をきたす原因の多くは、脳外傷や脳卒中（中でも、前頭葉領域の脳内出血、くも膜下出血）である。脳外傷においては、顔面や前頭部打撲による直撃損傷や後頭部打撲による対向性損傷（図7）により、前頭葉（底部）が傷つきやすいことはよく知られている。損傷は左や右どちらかというよりも両側に及び、その結果、前頭葉内側面や脳梁へ損傷が拡大する。くも膜下出血の原因となりやすい前交通動脈（両側の前大脳動脈の架け橋になる動脈）に存在する脳動脈瘤が破裂した場合、大脳半球間裂に脳内出血やくも膜下出血を起こすことが多く、前頭葉内側面や脳梁の障害をもたらす。

相澤病院（長野）リハビリテーション科の原寛美医師（当時）の論文「遂行障害―前頭葉障害」を参考に、「前頭葉内側面損傷による病的現象」について解説しよう。本来私たちの脳（頭頂葉）は周りの環境からの視覚刺激により活性化し、行動を促そうとする（例えば、近くの人の手を突然握ったり、肩をたたいたり、知らない人に対してもつい話しかけることになる)。それを制御しているのが前頭葉(内側面下部)である。前頭葉内側面障害の場合、目の前に見慣れた道具があると右手が勝手に道具を使用することがあり、これを「エイリアン・ハンド・サイン」と呼ぶ。脳梁損傷が合併すると「拮抗失行」が生じ、左手がそれを邪魔する症状が出現する。左右の手が本人の意思とは関係なく逆の動作を行う(右手で靴下を履こうとすると左手が脱がそうとする)。

日常生活上簡単な動作や作業はそれほど支障なくできるにもかかわらず、少し複雑化したり、仕事上の段取りや職場での人間関係になると、途端に混乱を引き起こしてしまうのが脳梁病変の特徴である。その状態について本人も家族もうまく説明できないが故に、周りからは「わざとやっている」といった誤解を招く。医療機関でも証明しにくい病態と言える。CTやMRIなどの画像撮影において明らかな病変が判明しにくいことからきている。近年は、MRI撮影で脳白質病変を検出する拡散テンソルMRIや、それを応用して神経線維を三次元的に画像化したファイバートラクトグラフィー(FT)によって、脳梁病変が明瞭になるとの論文が発表されている(本書「参考資料」二三一―二三八頁「資料1」参照)。

●コラム1に関する引用・参考文献

『COSMOS』(旺文社、一九八〇年)
『恐竜絶滅』(ダイヤモンド社、二〇一〇年)
『生命』(NHK出版、一九九五年)
『驚異の小宇宙・人体II――脳と心』(NHK出版、一九九三年)
『地球四六億年の旅』37・40〜43号(朝日新聞出版、二〇一四年)

『大英博物館展――一〇〇のモノが語る世界の歴史』(筑摩書房、二〇一五年)
久保田競『手と脳』(増補新装版、紀伊國屋書店、二〇一〇年)
ロバート・カーソン『四六年目の光――視力を取り戻した男の奇跡の人生』(池村千秋訳、NTT出版、二〇〇九年)
角田忠信『右脳と左脳――その機能と文化の異質性』(小学館、一九八二年)
ローレンス・D・ローゼンブラム『最新脳科学でわかった五感の驚異』(齋藤慎子訳、講談社、二〇一一年)
フロイド・E・ブルーム他『脳の探検』上(脳・神経系の基本地図をたどる)、下(脳から「心」と「行動」を見る)(中村克樹・久保田競監訳、講談社、二〇〇四年)
『CLINICAL NEUROSCIENCE』第2巻第2号(記憶――そのメカニズムと異常)(中外医学社、一九八四年)
関啓子『「話せない」と言えるまで――言語聴覚士を襲った高次脳機能障害』(医学書院、二〇一三年)
オリヴァー・サックス『妻を帽子とまちがえた男』(高見幸郎・金沢泰子訳、早川書房、二〇〇九年)
山鳥重『神経心理学入門』(医学書院、一九八五年)
原寛美「遂行障害―前頭葉障害」(『高次脳機能障害のリハビリテーション』医歯薬出版、一九九五年、七七―八四頁)

第二章　認められにくい高次脳機能障害

１　軽度外傷性脳損傷（ＭＴＢＩ）という概念

（１）統計にみる軽症頭部外傷の頻度と特徴

やまぐちクリニックにおける一七年半の実績において、六四九名の頭部外傷による高次脳機能障害者のうち、軽症頭部外傷にあたるのは一一五名（一八％）であった（第一章表１―②の「軽度外傷性脳損傷」）。ここで言う「軽症」とは、受傷後意識障害がなかったとみなされているか、あっても六時間以内に覚醒している、あるいはＣＴやＭＲＩ上異常所見がみられない事例をさす。中には初期診断において「頭部外傷」の記載がなく、「頸椎《けいつい》損傷」「外傷性頸部症候群」（いわゆる「むちうち症」）などとされているものもある。高次脳機能障害は「器質性精神障害」と称されるように、脳に何らかの器質性損傷が生じない限り起こらないとされている。器質性損傷の存在を裏付けるのが、意識障害や画像上の異常所見である。しかし、現実には全国的にも頭部外傷による高次脳機能障害者の中で一五％前後の人が

「軽症」にあたると想定される。多発する交通事故において、毎年どれほどの人が高次脳機能障害を生じているか、中村俊規氏らによる論文「頭部外傷患者の認知機能予後」に以下のような分析がある。

交通事故が年間概算で一〇〇万件、そのうち交通外傷が一〇万件、脳外傷後遺症による高次脳機能障害は、おそらくその約一割の八〇〇〇件〜一万件出現するといわれている。高次脳機能障害者の平均寿命などという統計は国内外に見当たらないが、生産年齢の人口だけ考えてみても、一般に一五〜六四歳までの四九年をかけたとして、概算四九万人の高次脳機能患者が蓄積しているという計算になる。すると人口一億三千万との比をとれば、人口一〇〇対〇・三〜〇・四人の罹患率ということになって、これは通常の傷病に比しても酷《ひど》く頻度の高い障害であるともいえる(五一四頁)。

一年間に交通事故で高次脳機能障害を生じる人は最低でも八〇〇〇人となり、仮に軽症頭部外傷を一五%とすれば、一二〇〇人が軽症にあたることになる。仕事をやめざるを得なくなったり、日常生活上自立できなくなったり、対人関係において困難な状態に陥り、家庭崩壊(離婚、家族離反)を招いている人々も存在し、無視するわけにはいかない。しかもその人々は、一般の交通事故被害者と違い、自賠責保険や任意保険において妥当な補償が得られない可能性が高い。これは重大な社会問題であり、重要な政治課題とも言える(民主党政権当時の二〇一〇年四月、国会において参院厚生労働委員会で審議された)。

二〇〇九年一二月末、軽症頭部外傷に関し、クリニックにおいてみられた症例の特徴についてまとめた。軽症に相当する人は全員で四三名に及んだ。年齢は一〇〜六〇代と幅広く、比較的女性に多い

表1　自動車損害賠償責任保険後遺障害等級表

等　級	号	後遺障害	労働能力喪失率	保険金額
第1級	3	神経系統の機能又は精神に著しい障害を残し，常に介護を要するもの	100/100	3,000万円
第2級	3	神経系統の機能又は精神に著しい障害を残し，随時介護を要するもの	100/100	2,590万円
第3級	3	神経系統の機能又は精神に著しい障害を残し，終身労務に服することができないもの	100/100	2,219万円
第5級	2	神経系統の機能又は精神に著しい障害を残し，特に軽易な労務以外の労務に服することができないもの	79/100	1,574万円
第7級	4	神経系統の機能又は精神に障害を残し，軽易な労務以外の労務に服することができないもの	56/100	1,051万円
第9級	10	神経系統の機能又は精神に障害を残し，服することができる労務が相当な程度に制限されるもの	35/100	616万円
第12級	12	局部に頑固な神経症状を残すもの	14/100	224万円
第14級	10	局部に神経症状を残すもの	5/100	75万円

ことが特徴であった（軽症の場合を含む頭部外傷において、下垂体機能低下症を合併している場合があり、女性では事故以来生理がこなくなった、不規則になった、と訴える場合がある。これは外傷により脳下垂体がダメージを受けたり、栄養を供給する血管に何らかの危害が及んだことを示し、器質的損傷を示す有力な証拠とも言える）。

事故時の状況が軽傷（軽微）であるが故に、家族を含め周りの人に理解されにくく、「誰も自分のことを分かってくれない」と人間不信に陥った結果、うつ的傾向を生じている人が多い。心因反応や心身症的病状が強く出ることにより、原因不明の多彩な神経症状や身体症状をきたしている人も多い傾向にある（そのことが診断をより困難にしている)。

医療者の理解も得られないため、いくつもの医療機関を転々とし、「脳震《のうしん》(振)盪《とう》」「外傷性頸部症候群・頸椎捻挫《ねんざ》＝むちうち症」「脳脊髄液《せきずいえき》減少症(低髄液圧症候群)」「身体表現性障害」「乖《かい》(解《り》)離性障害」「不安障害」「ヒステリー」といった様々な病名がつき、挙句の果ては「詐病《さびょう》」(仮病)といった診断までくだされることがある。このことが本人の精神症状をさらに悪化させている。自賠責(労災)保険上の後遺障害等級は、多くが一二級や最も低い等級である一四級(**表1**参照。**表1**で省かれている第四、六、八、一〇、一一、一三級は、「神経系統や精神」に該当しない等級)、あるいは事故とは関係無し(「非該当」)と認定されている。補償をめぐる裁判でも、多くが敗訴している。

(2)「軽度外傷性脳損傷」の提唱とそれに至る過程

このような混乱の中で、近年、脳神経外科やリハビリテーション科、整形外科の医師より提唱されているのが、「軽度外傷性脳損傷(Mild Traumatic Brain Injury＝ＭＴＢＩ)」という概念である。ＭＴＢＩによっても高次脳機能障害を生じ、特に行動・情緒障害(社会的行動障害)の出現により、日常生活、社会生活が困難となり、家族関係、仕事関係に支障をきたす人が多いとされた。関東方面で整形外科医として多くの交通外傷患者の診療にあたってきた石橋徹医師が、二〇〇九年二月に著書『軽度外傷性脳損傷』を出版するまでには、私の周辺においても以下のような過程があった。

〈1〉専門学会における報告

私は軽症の頭部外傷によって生じる高次脳機能障害の可能性について、専門職の意見を求めるべく、二〇〇五年七月に行われた日本脳神経外科学会傘下の第一四回日本意識障害学会(高松、事務局：藤田保健衛生大学脳神経外科)において、「軽症頭部外傷後の高次脳機能障害に関する経験と考察」と題する演題発表を行い、クリニックにおける実情と札幌のM・Rさんの裁判(後述)に関する報告を行った。発表後、自動車事故対策機構千葉療護センターの堀江武センター長(当時)が私を呼び止められ、「私も同様な方をこれまで多く診てきました」との感想を述べられた。

二〇〇七年八月に仙台にて行われた第一六回日本意識障害学会においても、演題発表「軽症脳外傷(MTBI)後の「高次脳機能障害」に関する経験と考察(第二報)」を行った。Iさん(二五歳・女性、奈良在住)についての症例報告、札幌のM・Rさんに関する裁判経過について報告し、MTBIについて専門家の方々の意見を聞いた。この時も、多くの医師が「同じような体験」について、私に声をかけられた。現場の脳神経外科医の間では数多く経験されている、との確信を得た。

二〇〇八年七月に岐阜で行われた第一七回日本意識障害学会において、演題発表「意識障害は高次脳機能障害発症の必要条件か？」を行い、高次脳機能障害の発現において意識障害は必ずしも絶対条件でないことを、経験や文献的考察に基づき立証した。二〇一〇年七月に山口で行われた第一九回日本意識障害学会においても、演題発表「軽度外傷性脳損傷(Mild TBI)の経験と病態に関する考察及び今後の課題」を行い、混乱しているMTBIに関する検討を専門学会に呼びかけた。本学会では、米国において戦場からの帰還兵にMTBIと同様な病態が多発している実態(本書一〇一―一〇二頁参照)、日本国内でもMTBIが問題になってきている実態について報告した。

〈2〉二〇〇七年二月「自賠責保険における高次脳機能障害認定システム検討委員会」報告

「自賠責保険における高次脳機能障害認定システム検討委員会」(以下、「検討委員会」)は、自賠責保険において高次脳機能障害の認定を始めた二〇〇一年一月から五年を経た二〇〇六年に、数カ月間をかけて見直しを行った。その結果が翌年二月、「自賠責保険における高次脳機能障害認定システムの充実化について」と題する報告書として公表された。

検討の内容は何点かあるが、特に問題となったものの一つが「高次脳機能障害の治療等に携わる医師等から、現行の認定システムで認定されていない高次脳機能障害者が存在するのではないか、との指摘が存在する」という点であった。そのための「専門家による意見陳述」の目的で、主には私と東京慈恵会医科大学リハビリテーション教室助手(当時)の橋本圭司医師が招聘《しょうへい》された。

私の陳述内容は以下の通り。一九九九年七月〜二〇〇六年六月の七年間に診察した高次脳機能障害者四〇〇名中、二七名の軽度頭頸部外傷(うち交通事故二三名)について検討した。加えて、「高次脳機能障害モデル事業報告書」(国立身体障害者リハビリテーションセンター、二〇〇四年三月)において、二八一名中、画像上の異常所見が得られなかった者が四二名(一五%)、「脳外傷後遺症実態調査報告書」(東京医科歯科大学、二〇〇四年一一月)において、六一七名中、損傷時意識障害がなかった者が三三名(五・三％)いた、という二つの報告書についても検討を加え、提言を行った。軽微な外傷で高次脳機能障害を含む精神症状や身体症状を生じる機序(推論)について、器質的側面として、次の四要素を挙げた。

１　回転性損傷による脳の歪み(大脳白質、神経線維、微小血管の損傷および軽症のびまん性軸索損傷)。
２　一過性の脳虚血(低酸素脳症)。
３　脳下垂体系ホルモン異常。
４　低髄液圧症候群。

精神的側面として次の三要素を挙げた。

１　従来からの、躁うつ的傾向やＡＤＨＤ(注意欠陥・多動性障害)などの存在。
２　ＰＴＳＤ(心的外傷後ストレス障害)。
３　事故後の心因反応。

軽微な外傷による高次脳機能障害を見落とさないための方策について、次の通り提案した。

１　軽症頭頸部外傷後「高次脳機能障害」を訴えている事例の具体的集計や検討(全国で二〜三万人と推定される)。
２　軽微な外傷による高次脳機能障害発生のメカニズムを解明するために、全国に数カ所の〝高次脳機能障害センター〟を設立すること。

橋本医師陳述の「軽症頭部外傷」に関する内容は以下の通りであった。「全国の脳外傷者七七九名に対する脳外傷後遺症実態調査」の結果、五・四%が「急性期意識障害なし」であった。「意識障害なし」の軽度脳外傷者の場合、「運動機能はほぼ問題なしで、コミュニケーション能力や市街地移動能力は比較的良好だが、一方で社会認知や就労能力に問題を抱えている」という障害像がみられた。その結果、「意識障害がなかった軽度脳外傷者の自賠責後遺障害等級認定は、失調やバランスの問題による運動障害や様々な高次脳機能障害による社会認知、就労能力といった問題に対応しきれていない可能性がある」。現時点で画像診断による器質的な病変の確認が困難な症例については、世界保健機関(WHO)の診断基準に基づき、「軽度脳外傷(MTBI)」と診断されるべきである。

両名およびその他の専門職の陳述を受けて「検討委員会」が打ち出した指針は以下の通り。脳振盪症候群、MTBIの評価について、「現在の画像診断技術で異常が発見できない場合には、外傷による脳損傷は存在しないと断定するものではない。この点については、今後の画像診断技術などの向上を待つこととし、その進歩に応じて、従前の画像診断による手法に拘泥《こうでい》することなく、適切に対応すべきであると考える」。労働能力については、「就労を阻害する要因としては、認知障害だけでなく、行動障害および人格変化を原因とした社会的行動障害を重視すべきであって、社会的行動障害があれば労働能力をかなりの程度喪失すると考えるべきである」。

〈3〉裁判で争われた具体的事例

① 二〇〇六年五月の札幌高裁判決

一九九七年六月、母親が運転する自動車の後部座席に同乗していて交通事故に遭い、「頸椎捻挫（むちうち症）」と診断された、当時高校一年生の女性、札幌のM・Rさんに関する高次脳機能障害の出現の有無、事故後の日常・社会生活上の不利益の有無をめぐって、二〇〇六年五月二六日札幌高裁の判決が下された。M・Rさんは、自賠責保険の後遺障害等級上「一二級」（表1参照）とされていた。二〇〇二年春、「高次脳機能障害」の認定をめぐり札幌地裁へ提訴したが、二〇〇三年一二月、主張は退けられた。それに対し、二〇〇四年三月、高裁へ控訴していた。M・Rさんの当時の様子を表す本人自身の手記「どこが問題なの？」を紹介する。

私は交通事故で脳にダメージを受けたため、以前の自分でいられなくなった。高校の勉強はわけのわからない文字の羅列にしか見えなかった。目の前で話している人の声が周りの雑音と一緒に入ってきて、何を言っているのか口パクで話し掛けられているようだった。

無意識にできていたことが、一つずつ区切り、神経を集中させてないと何一つできなくなった。文字も一文字の形を思い出して書かねばならない。外出も目的地に着くまで神経を集中させていなければ、ふっと気を抜いた途端にすべてが記憶から抜け落ちてしまうのだ。事故で手にしたものは、急激な学力低下、体力低下、中途障害者というラベルだ。しかし、外見上はどこにも、問題がない。元気で活発な若者に見える。話の受け答えもきちんとできる。「どこが問題なの？」――時間は無情に過ぎていく。私はちゃんと生きたい！　私の障害を否定しないで、生きられる社会を行政に実現してもらいたい。（『ノーマライゼーション』二〇〇五年四月号）

高裁判決の内容を概略紹介する。事故当時意識障害がなく、その後の頭部ＣＴやＭＲＩにて異常所見のなかったＭ・Ｒさんについて、「受傷時に加わった脳への突発的な回転性外力が脳のひずみをもたらし、それによるびまん性軸索損傷（ＤＡＩ）が生じた」との原告側の主張を支持する。その上で、以下のような見解をとる。

ｉ　被害者の交通事故後の性格の変化が「本件事故以外に考えられないこと」を認定。

ii　回転加速度が大きくなることによる神経線維の断裂、すなわちびまん性軸索損傷（その軽症型としての脳震盪）を認定。

iii　軽度のびまん性軸索損傷は早期には見逃されやすいこと（意識障害がなく、ＣＴ上も異常なし）。慢性期になっても脳萎縮や脳室拡大が生じない可能性も認定。

「外傷性による高次脳機能障害は、近時においてようやく社会的認識が定着しつつあるものであり、今後もその解明が期待される分野であるため、現在の臨床現場等では脳機能障害と認識されにくい場合があり、また昏睡や外見上の所見を伴わない場合は、その診断がきわめて困難となる場合があり得る。」（判決文三二頁）や、「一定期間の意識障害が継続したことの要素は、厳格に解する必要がない」（同三三頁）、との見解に立った上で、Ｍ・Ｒさんの現症について、医学的見解よりも生活上生じる不利益を重視し、以下のように結論付けた。

ｉ　科学的判断ではなく司法上の判断

「当裁判所の判断は、司法上の判断であり、医学上の厳密な意味での科学的判断ではなく、本件事故直後の控訴人の症状と日常生活における行動をも検討し、なおかつ外傷性による高次脳機能障害は、近時においてようやく社会的認識が定着しつつあるものであり、今後もその解明が期待される分野であるため、現在の臨床現場等では脳機能障害と認識されにくい場合があり、また、昏睡や外見上の所見を伴わない場合は、その診断が極めて困難となる場合があり得るため、真に高次脳機能障害に該当する者に対する保護に欠ける場合があることも考慮」(同三七頁)

ii　三級三号に相当

「控訴人は、本件事故により高次脳機能障害を負い、集中力の低下、記銘力、記憶障害が認められ、日常生活を送るのは必ずしも介護の必要はないが、就労することはできないといえるから、「神経系統の機能または精神に著しい障害を残し、終身労務に服することができないもの」に相当するものとして、控訴人の後遺障害は、後遺障害等級三級三号に該当すると解するのが相当」(同三八頁)

高次脳機能障害という概念はいまだ医学の領域でも歴史が浅く、明確に確立された診断基準があるわけではない。ところが、交通事故や労災事故の補償をめぐってどこかで線引きをしなければならず、司法上の判断をせまられる場合もある。医学的に厳密な判断をしようとすると、もれてしまう被害者がいるのも事実であり、被害者を救済する立場から、被害者自身の事故後の日常生活、社会生活上の不利益を指標にすることになる。札幌高裁における判決はそのことを明確に示したものであり、画期的な判決であった。本判決をめぐり相手方保険会社が上告した結果、二〇〇七年一二月、最高裁判所の判決が下され、札幌高裁判決を妥当とした。

② 二〇〇八年一月の津地裁和解勧告

二〇〇一年六月、乗用車同士の正面衝突。被害者の五〇代・男性は病院へ搬送されるが、その際の診療録では「意識清明」にて、顔面外傷のみの診断。一カ月間の入院後、外来通院。二〇〇四年二月～五月末まで通った他院にて「高次脳機能障害」を指摘された。二〇〇四年一一月、自賠責保険後遺障害認定にて「併合一〇級」となり、高次脳機能障害は否定。理由として、「受傷後の意識障害軽症。画像診断にて受傷早期に外傷所見なく、経時的に脳萎縮なし」とされた。

二〇〇五年一二月、大阪府立身体障害者福祉センターのリハビリ科S医師による意見書が提出され、異議申し立てが行われた。内容の概略は、「受傷時、いくつかの理由から意識障害がなかったとは言えず、びまん性軸索損傷(DAI)は否定できない。事故後人格が変わったことから、外傷による高次脳機能障害は明らか」とした。しかし前回と同様な理由で、異議申し立ては却下された。

二〇〇七年二月、五級に相当する高次脳機能障害が存在するとして、併合四級で訴訟が提起された。労災基準に基づき、「高次脳機能障害があり七級に相当」とする意見書(松阪中央総合病院リハビリ科O医師作成)が提出された。「事故後に(日常や社会生活上の)制約が生じたことから、交通事故が原因のDAIが示唆される。MRIやPETなどによりそれは裏付けられる。各種神経心理学的検査でも高次脳機能障害が裏付けられた」というものであった。二〇〇八年一月、「併合六級」として和解が成立し、「高次脳機能障害」の存在も認められた。

このケースでは三点が問題とされた。①交通事故後の意識障害の有無が不明瞭。②画像診断上、明らかな異常所見なし。③「高次脳機能障害」を指摘されたのは、事故後三年近くが経過してから。特に自賠責保険後遺障害認定においては①②が重視され、高次脳機能障害の存在が否定された。それに対し、複数の医師の意見書によって、交通事故後本人の認知・人格障害が生じている、複数の画像診断・機能検査・神経心理学的検査がＤＡＩに基づく高次脳機能障害の存在を裏付けている、との主張がなされた。その結果、「高次脳機能障害を認める」との和解勧告がなされ、加害者より被害者に対する相当額の賠償が命じられた。

加えて交通事故後の意識障害については、①厚労省の「高次脳機能障害診断基準」（表２）では、意識障害の有無は要件とされていない、②意識不明の状態があったかはっきりしない人や脳震盪を起こしただけの人でも、高次脳機能障害が残存することが分かってきた、と指摘されている。

③　二〇一〇年九月の東京高裁判決

二〇〇三年一〇月、高速道路上で停車していて他車に追突され、「むちうち症」とされた五十嵐克典さん（三八歳・男性）に対する控訴審判決が下された（「軽度外傷性脳損傷」友の会会報第八号参照）。五十嵐さんには事故後、両手の握力がほとんどない、においが分からない、道に迷う、寒暖が分からない、頻尿といった症状が残った。その一方、ＭＲＩ上の異常所見がなく、一審の東京地裁では自賠責保険等級一二級相当と認定された。

それに対し高裁において、五十嵐さんがＭＴＢＩであることを認め（全国初）、九級相当とし、二〇

表2　高次脳機能障害診断基準(2004年2月，厚生労働省)

「高次脳機能障害」という用語は，学術用語としては，脳損傷に起因する認知障害全般をさし，この中にはいわゆる巣症状としての失語・失行・失認のほか記憶障害，注意障害，遂行機能障害，社会的行動障害などが含まれる．

一方，平成13年度に開始された高次脳機能障害支援モデル事業において集積された脳損傷者のデータを慎重に分析した結果，記憶障害，注意障害，遂行機能障害，社会的行動障害などの認知障害を主たる要因として，日常生活および社会生活への適応に困難を有する一群が存在し，これらについては診断，リハビリテーション，生活支援等の手法が確立しておらず早急な検討が必要なことが明らかとなった．そこでこれらの者への支援対策を推進する観点から，行政的に，この一群が示す認知障害を「高次脳機能障害」と呼び，この障害を有する者を「高次脳機能障害者」と呼ぶことが適当である．その判断基準を以下に提案する．

Ⅰ：主要症状等

1. 脳の器質的病変の原因となる事故による受傷や疾病の発症の事実が確認されている．
2. 現在，日常生活または社会生活に制約があり，その主たる原因が記憶障害，注意障害，遂行機能障害，社会的行動障害などの認知障害である．

Ⅱ：検査所見

MRI，CT，脳波などにより認知障害の原因と考えられる脳の器質的病変の存在が確認されているか，あるいは診断書により脳の器質的病変が存在したと確認できる．

Ⅲ：除外項目

1. 脳の器質的病変に基づく認知障害のうち，身体障害として認定可能である症状を有するが上記主要症状(Ⅰ-2)を欠くものは除外する．
2. 診断にあたり，受傷または発症以前から有する症状と検査所見は除外する．
3. 先天性疾患，周産期における脳損傷，発達障害，進行性疾患を原因とする者は除外する．

Ⅳ：診断

1. Ⅰ～Ⅲをすべて満たした場合に高次脳機能障害と診断する．
2. 高次脳機能障害の診断は脳の器質的病変の原因となった外傷や疾病の急性期症状を脱した後において行う．
3. 神経心理学的検査の所見を参考にすることができる．

なお，診断基準のⅠとⅢを満たす一方で，Ⅱの検査所見で脳の器質的病変の存在を明らかにできない症例については，慎重な評価により高次脳機能障害者として診断されることがあり得る．また，この診断基準については，今後の医学・医療の発展を踏まえ，適時，見直しを行うことが適当である．

○○万円の支払いを命じた。その上で、「ＭＴＢＩでは症状が遅れて出ることもあり、脳損傷の画像が必ずしも見られるわけではない」「事故以外の原因は考えられず、脳が損傷した事実は否定できない」とした。五十嵐さん側は賠償額を不服として上告した。

④ 二〇一五年一〇月の大阪地裁判決

二〇〇七年七月、二八歳の青年がバイク運転中乗用車に巻き込まれた。事故二〇分後、救急隊員によれば、意識レベルがＪＣＳ（ジャパン・コーマ・スケール）Ⅱ—10（表３）であり、両目が右方へ向く共同偏視の状態であった。救急搬送された病院ではＪＣＳⅠ—３となり、その後七日間同状態が続いた。本人にはその間の記憶がなく（外傷後健忘）、画像上異常所見はない。

その後四カ月間にわたり、右片麻痺、視覚失認様症状（＋両目の右側の視野が欠ける右同名半盲）、側頭葉てんかん様症状、嗅覚・味覚障害、神経因性膀胱（排尿障害）が生じた。さらに「高次脳機能障害」として、認知（記憶、注意、遂行機能）障害、社会的行動障害（抑制欠如、意欲低下、感情コントロール不良）などの諸症状が出揃った。二〇〇八年七月に「頭部外傷後遺症」「頭部外傷による高次脳機能障害」として症状固定の診断書作成。翌二〇〇九年二月に自賠責保険上「非該当」と認定された。

その後二年間、弁護士のアドバイスもあり、複数の医療機関を受診し、各種神経学的診断（視野、嗅覚、味覚、平衡機能、膀胱症状、反射、握力など）、画像診断（ＰＥＴ、ＳＰＥＣＴ、拡散テンソル画像など）、神経心理学的評価を受けた。その結果、左大脳半球の損傷、両側帯状回・脳弓などの大脳辺縁系、脳梁の障害が証明された。

表3　JCS(Japan Coma Scale)による意識障害の分類(太田富雄)

Ⅰ．刺激しないでも覚醒している状態(1桁で表現)
(delirium, confusion, senselessness)
1．だいたい意識清明だが，今ひとつはっきりしない
2．見当識障害がある
3．自分の名前，生年月日がいえない
Ⅱ．刺激すると覚醒する状態——刺激をやめると眠り込む——(2桁で表現)
(stupor, lethargy, hypersomnia, somnolence, drowsiness)
10．普通の呼びかけで容易に開眼する
〔合目的な運動(たとえば，右手を握れ，離せ)をするし言葉も出るが間違いが多い(何らかの理由で開眼できない場合)〕
20．大きな声または体をゆさぶることにより開眼する
〔簡単な命令に応ずる，例えば離握手(何らかの理由で開眼できない場合)〕
30．痛み刺激を加えつつ呼びかけを繰り返すと辛うじて開眼する
Ⅲ．刺激をしても覚醒しない状態(3桁で表現)
(deep coma, coma, semicoma)
100．痛み刺激に対し，はらいのけるような動作をする
200．痛み刺激で少し手足を動かしたり，顔をしかめる
300．痛み刺激に反応しない
註　R: Restlessness(不穏状態); I: Incontinence(尿便失禁)
A: Akinetic mutism, apallic state(無動無言状態)
記載例：100-Ⅰ　または　20-RI

二〇一一年七月、「後遺障害一級」を主張し提訴。保険会社側は「後遺障害なし」と主張し、原告側の主張を否定する二名の医師の意見書も提出された。二〇一五年一〇月判決が下され、「後遺障害五級相当」及び「随時の見守り、監視が将来にわたり必要」として介護費用が認められた。

このケースは、事故後一定期間の外傷後健忘あるも、画像診断にて異常所見はなし、との理由で自賠責保険上「該当せず」の判断が下された事例。高次脳機能障害や各種神経学的異常所見と事故による「脳損傷」の因果関係が争点になったが、裁判においては関係が

認められた。しかも「介護費用」まで認められたことは、被害者が受けた日常生活動作上の被害がかなり的確に認定されたことを示し、二〇〇六年五月の札幌高裁判決を踏襲した事例と言える。

2　意識障害や画像所見に関する新たな知見

自賠責保険（労災保険）後遺障害等級認定や交通事故裁判において、「高次脳機能障害」の有無を判断する際、必ず問題となるのが、「事故の際の意識障害の有無」「画像（ＣＴ、ＭＲＩなど）上の明らかな脳損傷所見の有無」である。私自身の高次脳機能障害の人たちに対する臨床経験から、ＭＴＢＩと二つの条件との関係について述べる。

（1）ＭＴＢＩと意識障害との関係

私がこれまで診察したＭＴＢＩの事例の多くが、事故直後の意識障害を経験していない。ただ注意しなくてはならないのは、救急隊員や救命救急センター（病院）の医師に名前や年齢を聞かれた際、ほぼ的確に答えながら、本人はその時のことをまったく覚えていないという事例もある（診療録上は「意識清明」と記されていることが多い）。「半昏睡」や「昏睡」ではないものの、「混濁」が生じていた可能性は高い。従来、自動車保険料率算定会（自算会。現・損害保険料率算出機構）の「高次脳機能障害認定システム確立検討委員会」（二〇〇一年一二月）において、「脳外傷において外傷直後の意識障害がおよそ六時間以上継続するケースでは、永続的な高次脳機能障害が残ることが多い。数時間以内に意識障害が回復する脳震盪程度の外傷の場合には、高次脳機能障害が現れても一過性のものであって、半年から一年以上続く後遺障害とはならない」と謳われており、高次脳機能障害発症の要因として受傷時の意識障害（昏睡）は必要条件と言えるものであった。しかし実際の医療現場では、高次脳機能障害をきたしたと思われる人の二〇％近くに、受傷時六時間以上の意識障害がみられない事例が存在することも厳然たる事実である。

交通事故の際、追突時の衝撃によって、「直接損傷」や「対側損傷」のみならず、「回転性損傷」（コラム1―図7参照）を生じる可能性が高くなる。その結果、明らかな脳挫傷や脳内出血は生じなくても、びまん性軸索損傷（ＤＡＩ）という病態が生じる場合が多い。ＤＡＩについては、その程度により次のように分類される（Gennarelli 分類、一九九三年）。

i　重症ＤＡＩ：受傷後の昏睡六時間以上。

ii　脳震盪：六時間未満の意識消失を伴い、数分〜数時間の外傷後健忘を伴う。

iii　軽度震盪：意識消失を伴わず、数分の外傷後健忘を伴う。

iv　ＭＴＢＩ：受傷直後の混迷または見当識障害（場所や時間の感覚の混乱）か、三〇分以内の意識消失、二四時間未満の外傷後健忘、及び受診時のＧＣＳ（グラスゴー・コーマ・スケール）スコアが13―15点（表4）である（ＷＨＯ診断基準、二〇〇四年、本書二四二頁）。

ＤＡＩには、事故直後に意識障害を伴う重症ＤＡＩや脳震盪の他にも、意識障害を伴わず外傷後健

表4　GCS(Glasgow Coma Scale)による意識障害の分類(Jennett ら，1977 年)

大分類	小分類	スコア
開眼 (eye opening)	自発的に(spontaneous) 言葉により(to speech) 痛み刺激により(to pain) 開眼しない(nil)	E4 3 2 1
言葉による応答 (verbal response)	見当識あり(orientated) 錯乱状態(confused conversation) 不適当な言葉(inappropriate words) 理解できない声(incomprehensible sounds) 発声がみられない(nil)	V5 4 3 2 1
運動による最良の応答 (best motor response)	命令に従う(obeys) 痛み刺激部位に手足をもってくる(localises) 四肢を屈曲する(flexes) 　逃避(withdraws) 　異常屈曲(abnormal flexion) 四肢伸展(extends) 全く動かない(nil)	M6 5 4 3 2 1

スコア：E＋V＋M＝3～15

(解説)

開眼：自発的に目を開けているか，呼びかけによって開けるか，傷みを与えてはじめて開けるか，何をしても全く開けないか，の4段階で表わす．

言葉による応答：名前などをちゃんと言えるか，不正確なことを答えるか，場にそぐわない言葉が多いか，意味のない発声か，全く発音がないか，の5段階で表わす．

運動による最良の応答：指示通りに手足を動かすか，痛みをはらいのけようと手足を動かすか，痛みを与えた部位を遠ざけようとするか，両上肢を内側に屈曲させるか(除皮質姿勢—下図B)，両上肢を外側にそらす動作を行うか(除脳姿勢—下図A)，全く動かないか，の6段階で表わす．

以上より，例えばE3＋V4＋M5＝12としたり，単に12とだけ記載する場合もある．

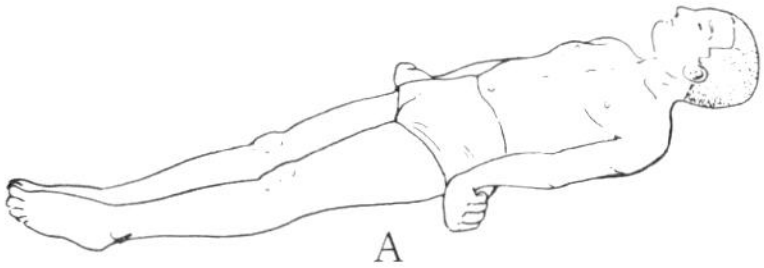

A

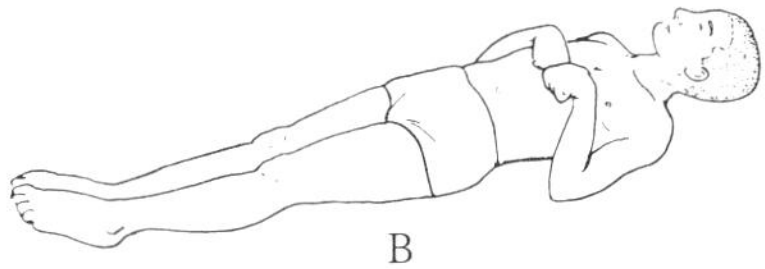

B

除脳姿勢(A)と除皮質姿勢(B)

忘か意識混迷、見当識障害のみの軽度震盪やMTBIがある。DAIすべてに意識障害が生じるとは言えず、意識障害とは主に脳幹障害を表すサインであり、脳幹損傷をきたさないDAIもあり、その場合は必ずしも外傷直後の意識障害はない。

(2) MTBIと画像所見との関係

高次脳機能障害を生じた脳外傷の人の多く(八〇%)が、画像診断上、器質的異常所見を呈することはよく知られた事実であり、同障害を「器質性精神障害」と称する理由でもある。しかしながら、残りの二〇%近くにおいて必ずしも異常所見を呈さないというのも、また厳然とした事実なのである。高次脳機能障害の原因として、脳挫傷や脳内出血といった肉眼的(マクロ的)に脳実質に損傷が伴う場合も多いが(その場合、失語症や失認症といった局所症状を負うことがある)、それ以上にDAIのような顕微鏡的(ミクロ的)損傷が大脳領域全体に生じた場合に多いことによる。DAIの場合も、急性期におけるCTやMRI上、脳腫脹や脳梁・脳室周囲・脳幹部に散在性の微小出血や挫傷をみることもある。慢性期においては、脳溝や脳室の拡大といった脳萎縮の所見がみられることもよく知られている。

一方、軽度のDAI(軽度震盪やMTBI)の場合、神経線維の断裂がミクロ的に生じるが故に、急性期において肉眼(画像上)ではまったく異常をきたさないこともあり得る。慢性期においても、CTやMRI上、脳萎縮の所見を呈さず、年齢相応の変化にとどまることもある。最近の知見においては、軽度のDAIの場合も、PETやSPECTの画像によって大脳領域の特定した部位の脳代謝や脳血流量の低下がみられたり、ＭＲＩにおける拡散テンソル画像（ＤＴＩ）やファイバートラクトグラフィー（ＦＴ）により異常所見を呈することが報告されている。ＤＡＩやＭＴＢＩに関する画像診断について書かれた二〇〇七〜一七年のいくつかの論文の要旨を**資料1**として本書巻末（二三二―二三八頁）に紹介する。

高次脳機能障害とは、大脳皮質領域の部分的障害による症状（「巣症状」と呼ばれ、従来の「高次脳機能障害」の範疇であった失語症、失認症、失行症の原因となる）ではなく、幾多の画像検査でも証明されつつある通り、ネットワークの障害による症状と考えられる。

ネットワークには、①各大脳皮質間の情報連絡、統合を司る大脳皮質連合野（連合皮質）、②大脳皮質と脳幹との間に位置する大脳辺縁系、③左右の大脳半球を結ぶ交連、がある。①のうちの前頭連合野は、人の認知機能（知性や意思）あるいは本能の抑制といった高次精神活動に関係している。ここが障害を受けると、記憶・注意・遂行機能などの障害が生じる。②は情動（心の機能）に関係しており、障害を受けることにより様々な人格的障害、感情コントロール障害、社会的行動障害を生じる。③の最大のものが脳梁と呼ばれる部分であり、この部位が断裂を起こした場合を分離（半球離断）脳と呼ぶ。一見日常行動上の異常は見られないが、複雑な思考や行動になると様々なトラブルを生じる（以上、本書四四―五九頁）。

ネットワークの障害は、脳のマクロ的器質的変化をとらえる従来の画像診断では把握しにくい領域であり、今後のさらなる機能的画像検査に期待するところが多い分野である。従って、従来から自賠責保険や労災保険において、高次脳機能障害の存在を証明する手立てとして「画像診断上の異常所見」を絶対化していること自体に無理がある。

3　MTBIをめぐる世界・日本の動向

専門誌『月刊総合ケア』(医歯薬出版)において、私が現在でいうMTBIの事例(前述の札幌の女子高生)について発表したのが二〇〇三年二月(その後二〇〇四年五月発行の『脳受難の時代』に詳細を掲載)。私や橋本圭司医師が「自賠責保険における高次脳機能障害認定システム検討委員会」に呼ばれ、「MTBI」について意見陳述したのが二〇〇七年。その後、石橋徹医師が『軽度外傷性脳損傷』を出版したのが二〇〇九年。MTBIによる高次脳機能障害についての議論は、十数年の歴史しか有していない。行政的動きはさらに日が浅く、民主党政権時代、長妻昭厚労大臣(当時)の肝いりで調査が始まったのが二〇一〇年四月。二〇一二年末に自民党政権に戻り、調査は不十分ながら継続されている。

当事者・家族は、二〇〇九年三月、石橋医師を相談員として「軽度外傷性脳損傷友の会」を結成し、交通事故や労災関係のMTBIをめぐる裁判にかかわり、地方議会や行政への働きかけを始めた。活動は現在に及び、既に会報も二八号まで出版されている(二〇一六年一一月現在)。「会」は当初より、自賠責保険や労災保険の後遺障害認定基準において、WHOが二〇〇四年に提唱したMTBIに関する診断基準を採用すべきであると主張してきた。また、「本来労働能力が喪失したら七級以上にすべきところ、画像所見なしの場合一四級とされがち（二〇〇三年に定められた労災認定基準）だが、画像所見なしでも労務不能であれば七級以上にすべき」と主張している。その活動の成果も要因の一つとなり、二〇一三年六月、厚労省から認定見直しの通知がなされた（本書二四八頁）。しかし、以降も多くの事例において、「高次脳機能障害」の存在が無視されているのが現実である。

海外に目を転じれば、歴史は四〇年ほど前にさかのぼる。特に「交通事故大国」アメリカにおいては、いち早くこの問題に注目し、診断基準やガイドラインの作成が急がれた。欧米の動向について、巻末に年代の古いものから順に概説する（資料２　本書二三八―二四六頁）。

世界や日本の趨勢として、既にＴＢＩの中にＭＴＢＩという概念が存在し、ＭＴＢＩによって様々な精神症状・神経症状・身体症状が生じること、その中には高次脳機能障害も存在し、他の症状と同様かもしくはそれ以上に日常生活や社会生活上のハンディとなる、ということは一目瞭然なのである。にもかかわらず、交通事故や労災事故によって生じた高次脳機能障害が認められず、被害（災）者や家族が正当な認定や補償を求めて、損害保険料率算出機構や労働基準監督署と何度も交渉したり、時として裁判へ訴えざるを得ないという事態は、どこから来ているのか。

ＭＴＢＩをめぐる医学的判断と行政的判断の解離、ひいては厚労省的見解と国土交通省的見解の相違が存在する、と言えるのではないだろうか。その谷間で、当事者・家族は右往左往し、挙句の果てには、認定を求めるための際限ない勝算の薄い「闘い」へ身を投じている。解離（相違）がなぜ生じているのか、以下掘り下げたい。

4　行政のはざまで――診断基準と保険認定との齟齬

二〇〇四年二月、厚労省は、行政的「高次脳機能障害診断基準」を発表した（表2）。同基準はあくまでも様々な原因による高次脳機能障害についての一般論を述べたものであり、必ずしもTBI（外傷性脳損傷）のみを対象にしていない。その点を考慮した上で、TBIを念頭に置きながら、いくつか気になる文面を検索する。

「主要症状等」のI―1（表2）で「器質的病変」が明記されている。これは、脳に何らかの〝（マクロ的、ミクロ的）キズ〟がついたことを意味する。関連して、IIの「検査所見」において、「MRI、CT、脳波などにより……脳の器質的病変が存在したと確認できる」と、同じ「器質的病変」が繰り返されている（PETやSPECTによってもいいとされている）。脳の〝キズ〟を表わす手段としてCTやMRI、脳波は有用な検査法であったが、従来の方法では異常所見として描出できない事例がある。

一方、最新のMRIを用いた特殊な撮影法や脳機能検査において、「器質的病変」が証明されることも分かってきた。従って「器質的病変」の確実な描出には最新の医療機器が必要になる場合もあるが、「病変」をもたらす原因が存在することは確固たる事実である。同じI―1で「受傷……の事実が確認」とされる。MTBIによる高次脳機能障害の場合、交通事故や労災事故あるいは暴力事件などがきっかけになる。そのような事実のない精神症状の原因をMTBIとすることはできず、「事実」

については疑いようがない。

「主要症状等」のI—2において、「日常生活または社会生活に制約」とされている。これに関しても、MTBIによる高次脳機能障害について、多彩ではあるものの、これまでクリニックを訪れた人の多くが、日常生活上自立できなかったり、家族との関係がうまくいかなかったり、社会生活上仕事をやめざるを得なくなっている。退職した上、離婚に追い込まれ子どもたちとも別れ、天涯孤独になったM・Hさんのような方も、かつてクリニックに通院されていた。

金融機関に勤め温厚な人柄だったM・Hさんは、二〇〇三年六月、五二歳の時に交通事故に遭い、一週間後には職場に戻るも以前のように仕事ができず、上司に対し怒鳴り暴力をふるってしまい、二年後には退職することになった。家庭内でも妻と口論することが多く殴りつけるなどの行為があり、離婚に至り、同居中の家族ともやがて別居状態になった。事故から二年半後、私のクリニックを訪れ、毎週熱心に認知リハビリに通ったが、顕著な改善のないまま、二〇〇六年三月「症状固定」として自賠責保険診断書を作成した。受傷時意識障害がなく、画像上の異常所見がないことから、「高次脳機能障害」は認められず、「労働能力喪失率五%」として等級「一四級」が確定した。

続く「原因が……認知障害である」については、初診時は確かに、従来からのうつ状態なのか、PTSDによるものか分からない人もいる。従ってクリニックへ何度か通院の上、認知リハビリを受けていただく。それを三〜四カ月間続ける過程で、本人の症状が浮き彫りになり、主症状が認知障害や社会的行動障害、すなわち高次脳機能障害であることが明確になってくる。交通事故の場合、「自賠責保険後遺障害診断書」や「神経系統の障害に関する医学的意見」を作成するのはクリニックへの通院を始めて一～二年後となるので、一〇〇％の確信を持って「高次脳機能障害」との診断を確定することができる。

Ⅱの文面中にある「診断書により脳の器質的病変が存在したと確認」との文言について考察する。具体的に何を示すのかは不明だが、前半の文章との整合性から考えると、ＭＲＩやＣＴで明らかな異常所見がなくても、医療機関で作成・発行する診療録（カルテ）や診断書において、「頭部を打撲した」や「身体に何らかのダメージを受けた（それが頭部に及んだ）」「顔面や頭部に外傷の跡が存在した」などの文面があれば、「脳の器質的病変」が推測される、と受け取ることが可能である。中島八十一《やそいち》氏は論文「高次脳機能障害支援モデル事業について」中の「モデル事業で作成された高次脳機能障害診断基準」において、以下明言している。

> びまん性軸索損傷（広範性軸索損傷）は長期間にわたりだんだんと画像から消えていく傾向にあり、とりわけＣＴでは所見が得られにくくなる。そこで過去の発症時点での検査で器質的病変が確認されていたとの診断書があれば、脳の器質的病変が確認できたとすることができる。器質的病変が検出されても高次脳機能障害の発症をその病変による症状として説明できない症例では、そのような器質的脳病変を生じるような外傷があり、その外傷が高次脳機能障害を生じたと判断できれば、この症例も診断基準を満たす。

表2のⅢ「除外項目」についてもみていく。１については、例えば失語症のみの場合は身体障害者

手帳の対象となるため除外される、とする。しかし、「失語症があっても、日常生活や社会生活を困難にしている主症状が主要症状の項目にあるような認知障害であるならば、高次脳機能障害として診断される」（中島氏）としている。２については、「受傷または疾病の発症以前」より同様な症状や検査所見があれば、その症状、検査所見は当該事故によるものではなく、それ以前の事故やアクシデントによるもの、と考えるとの意味と想定される。３については、新生児期に既に何らかの原因によって生じてしまった障害や、発達障害、アルツハイマー病などの認知症は加えないとされている。Ⅳの「診断」については自明の理であり、解説を加えることはない。表の欄外に記載されているため見落としがちながら極めて重要なのが、四行にわたる文章である。ここに高次脳機能障害についての本質的課題が集約されているといっても過言ではない。高次脳機能障害とは発展途上の概念であり、個々の事例について丁寧に検討することが重要であり、当診断基準も今後検討が加えられ変更される必要のあることが強調されている（特に画像所見について）。中島氏も以下付け加えている。

診断基準のうちⅠとⅢの項目を満たす一方で、脳の器質的病変の存在を明らかにできず、Ⅱの検査所見の項目だけを満たすことができない症例については、高次脳機能障害として診断されることがあり得ることを示している。加えて、科学の進歩に伴い適切な診断法の開発が予想されることと、障害者福祉行政においても制度の見直しがあり得ることを考慮して、この診断基準が適切に改正されることを見通している。（「高次脳機能障害支援モデル事業について」）

加えて中島氏は、「診断基準には、医学的正当性をもつばかりではなく、関連する法令との整合性も求められる」としている。ここでは、自賠責保険や労災保険との整合性が念頭にあり、それが食い違うことによって当事者が不利な立場にならないよう警告を発していると読み取ることができる。

しかし現実はどうだろうか。私はこれまで六〇名ほどのMTBIにあたる人々に関する自賠責保険関係の診断書や意見書を作成してきた。また、二〇〇〇年一〇月以降二〇一七年一〇月に至るまで、二五件の裁判所への医学的意見書を依頼され提出してきた。そのいずれも、高次脳機能障害が否定され、「一二級」や「一四級」とされたり、「交通事故が原因で生じた精神症状」であることが否定され「非該当」とされた事例である。理由は前述したように、「受傷時意識障害がみられていない」「器質的病変を表す画像所見がみられない」とするものであった。自賠責保険における後遺障害の判断は、「意識障害」や「画像上の異常所見」が絶対的なものとされ、両者が認められて初めて「高次脳機能障害」の存在も認められている(これは労災保険でも踏襲されている)。

厚労省診断基準における「高次脳機能障害」の判断と、自賠責保険や労災保険における「高次脳機能障害」の判断は根本的に異なるものと言わざるを得ない。多くの交通事故や労災事故被害者において、医療機関で「高次脳機能障害」という診断がつきながら、また、精神障害者保健福祉手帳や年金診断書(精神)でも「器質性精神障害」(「高次脳機能障害」)と認められながら、自賠責保険や労災保険においては認められない、という齟齬《そご》が生じている。被害者や被災者の中でMTBIとみなされた人は、事故という思わぬ不幸に見舞われた後に、厚労省と国土交通省との行政の狭間で身動きできない状況におかれているのが現実だろう。事故後公正な認定を求めて、五〜一〇年にわたる期間を費やすことにもなりかねず（その間、当事者、家族は全国の多くの医療機関や弁護士事務所を訪ね回ることになり、そのための費用も無視できない）、このまま見過ごすわけにはいかない。

●第二章に関する引用・参考文献

中村俊規 他「頭部外傷患者の認知機能予後——認知リハビリテーションにおける新たな潮流」（脳神経外科コングレス『脳神経外科ジャーナル』第一五巻第七号、二〇〇六年七月、三輪書店、五〇五—五一六頁）

石橋徹『軽度外傷性脳損傷』（金原出版、二〇〇九年）

自賠責保険における高次脳機能障害認定システム検討委員会「自賠責保険における高次脳機能障害認定システムの充実について」（報告書、平成一九年二月二日）

Douglas H. Smith, et al. "Immediate coma following inertial brain injury dependent on axonal damage in the brainstem", *J Neurosurg* 93, 2000, pp. 315-322.（「脳外傷直後の昏睡は脳幹部の軸索損傷による」とする文献）

山口研一郎「受傷時「頸椎捻挫」と診断された女子高生」（『脳受難の時代——現代医学・技術により蹂躙《じゅうりん》される私たちの脳』御茶の水書房、二〇〇四年、三一八—三三六頁）

中島八十一「高次脳機能障害支援モデル事業について」（『高次脳機能研究』第二六巻第三号、日本高次脳機能障害学会、二〇〇六年九月、二六三—二七三頁）

◉コラム２

歴史のなかの高次脳機能障害——三井三池炭鉱で起こったこと

１　一酸化炭素中毒被害者に生じた高次脳機能障害

今でこそ高次脳機能障害の原因と言えば、交通事故による脳損傷や脳卒中（脳血管障害）がその筆頭にあげられる。やまぐちクリニックにおける一九九九年七月以来一八年間の一一〇〇名余りの高次脳機能障害者中、脳損傷（軽度外傷性脳損傷を含む）と脳卒中を合わせると、約八〇％に達する。

しかし歴史を振り返ると、やや異なる様相を呈する。特に明治以降、「富国強兵・殖産興業」政策の下に石炭産業が栄え、一般労働者、奄美大島・与論島など離島の人々、囚人、在日中国朝鮮人民が鉱内へ駆り出され、劣悪な環境下で働かされた。頻発する落盤事故や炭鉱爆発災害による脳損傷者、一酸化炭素（ＣＯ）などのガス中毒患者が次々と発生した。その多くが、今でいう「高次脳機能障害」をきたした。

（１）三池三川鉱大爆発までのいきさつ

江戸時代末期の一八五六年に掘り出された三池《みいけ》炭田は、一八七〇年代明治政府により官営化され、一八八九(明治二二)年に三井資本へ払い下げられた。日清戦争(一八九四―九五年)、日露戦争(一九〇四―〇五年)を経て、第一次世界大戦(一九一四―一八年)、十五年戦争(一九三一―四五年)、太平洋戦争(一九四一―四五年)と、石炭産業は戦争政策の原動力として繁栄した。一九四五年の敗戦後も、一九五〇年以降の朝鮮戦争(―五三年)で息を吹き返す一方、炭鉱労働者の労働条件は相変わらず劣悪で低賃金であった。そのような情況の下で、既に敗戦直後の一九四六年に結成されていた三池炭鉱労働組合(三池労組)は、それまでの「労資協調路線」から敢然と立ち上がった。一九五二年、六三日間のストライキ、五三年の「百十三日間の闘争」へと闘いは続けられた。

一九五五年の石炭鉱業合理化臨時措置法や五七年の不況が契機となり、五九年、会社側は千名規模の人員削減を通告した。その対象は組合活動家へ向けられた。遂に会社側と労組は全面対決を迎え、一九六〇年一月二五日以降、三一三日間に及ぶ「総労働対総資本の闘い」へ突入した。会社側による第二組合結成の策動(三月一五日)、第二組合員(二万五〇〇〇人の全組合員中三〇〇〇人)による生産の強行、会社に雇われた暴力団による第一組合員刺殺事件(三月二九日)が続いた。三池労組は七月一七日、全国の総評(日本労働組合総評議会)傘下の労働者に呼びかけ十万人集会を開いた。七月一八日、決戦の情況を迎える緊迫した情勢の下、中央労働委員会の斡旋《あっせん》により、一一月一日、三池労組は斡旋案を受諾した。

(2) 一九六三年一一月九日「戦後最大の大爆発」

敗戦直後、三池炭鉱では年間一二〇人の事故死亡者が出ていた。それが十数年に及ぶ組合運動の中で、一九五九年事故死亡者一人となり、死亡者ゼロまであと一歩のところであった。「抵抗なくして安全なし」「安全なくして労働なし」という有名な三池労組のスローガンは、歴史的真実に基づいた教訓からつくり出された。

しかし一九六〇年の三池争議において「勝利」した会社側は、一斉にコスト削減に乗り出し、職場から熟練工の第一組合員を追い出した。三川鉱のベルト斜坑では、一二人いたベルト当番が二人まで減り、炭じんの除去や水の散布作業が困難になった。生産を再開した一九六一年から、再び毎年一六人ずつの死亡者が発生した。

そしてついに一九六三年一一月九日、日本の歴史上特筆すべき大災害が発生した(図1)。三川鉱の第一斜坑で炭じんが大爆発を生じ、当時入坑していた労働者一四〇三人のうち、四五八人が死亡、八三九人がCO中毒に陥った。爆発をめぐり、二つの大きな疑問点があった。一つはなぜ炭じん爆発が起こったのか、もう一つはCO中毒患者の症状経過についてであった。

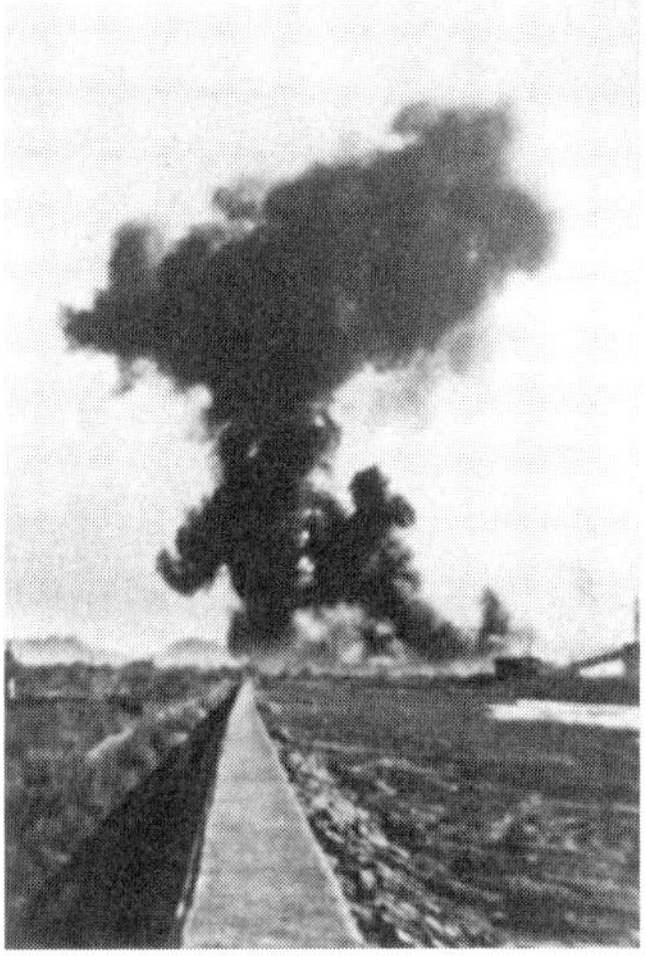

図1　三井三池三川鉱から噴出する黒煙(1963年11月9日．写真撮影：植埜吉生氏)

爆発の原因については、九州工業大学教授(当時)荒木忍氏により、「(炭じんの除去作業がおろそかにされた結果)空中に炭じん雲が生じ、それに炭車の脱線事故で金属が擦れ合って火花が生じ爆発した(ので会社側に責任あり)」との調査結果が出された。これに対し、九州大学名誉教授の山田穣氏は、坑道では炭じんは砂岩に覆われて舞い上がることはないとする「風化砂岩説」を唱え、会社側に責任はなしとした（一九七三年に開始された三池労組員四二二名による「マンモス訴訟」においても会社側は責任を回避し、一九八七年新たに始まった裁判において、一九九三年三月福岡地裁はやっと責任を認める判決を下した）。今日の福島第一原発事故爆発をめぐる会社側の責任回避と同様な姿が、五十数年前にもあった。

ＣＯ中毒による後遺症、特に精神症状について実証することはさらに困難であった。当時、「ＣＯ中毒は一過性で後遺症は数日から数週間のみであり残ることはない」という学説がまかり通っていた。ニューヨークにおいて、一〇年間で（都市）ガスにからんで事故に遭遇した人が二万数千人いたが、州立の精神病院にガス中毒の後遺症として入院した患者は四八人であった、との論文をもとに、ＣＯ中毒の後遺症は〇・二％であるとする結論から導き出されたものであった。その後ＣＯ中毒によって生じた精神症状（「高次脳機能障害」）は、「後遺症は無いはずなのにあるのはおかしい。組合が闘争を有利に進めるためにつくっているのだろう」と、「組合原生病」という「医学用語」を創り出す基になった。

国や会社は、ＣＯ中毒患者の救済よりも操業を一日でも早く再開することを第一に考えた（その点も現在の原発とまったく同じである）。鉱山の復興がいつになり、いつから石炭が掘れるかを判断するために、国の調査団として三井三池災害技術調査団が、爆発発生後二日目に現地へ派遣された。人命やＣＯ中毒後遺症に対する調査を行う三井三池災害医療調査団は、一カ月後に現地入りした。医療調査団は、第一回会合からＣＯ中毒患者の等級をどう決めるか、治療をいつ打ち切るかに終始し、三年後に患者の等級を決めて解散した。

「治癒」と判定された七三八名に対しては労災法適用を打ち切り、強制的に職場へ復帰する義務が課され、既に定年に達している治療者は解雇という処分が下されるに至った。ＣＯ中毒患者に対しては、「疾病への逃避」「疾病利得」「災害神経症」という誤った見方がなされてしまった。当時の学術雑誌である『九州神経精神誌』第一一巻（一九六五年、二二三頁）上に、座談会の形で「組合原性疾患」という造語が使われ、ＣＯ中毒患者が第一組合（三池労組）に所属しているために生じている詐病である、との見解に達した。

（３）一酸化炭素中毒に関する医学的見解

実験医学の理論的確立者であり『実験医学序説』（原著、一八六五年）の著者クロード・ベルナール（一八一三―七八年）は、一八五六年にＣＯ中毒の研究をしている。ＣＯ中毒を生じた動物の血液が緋紅色であることを知ったベルナールは、動脈血中の酸素が消費されていないからという仮説を立てた。その後、静脈血中にも酸素がないことを知り、続いて動脈血中にも酸素がないことを確かめた。動脈血中の酸素がＣＯと置き換えられたことに気がついた彼は、実験でもそれを証明し、赤血球中のヘモグロビンが酸素より容易にＣＯと結びつくことを立証した（澤瀉久敬著『医学概論－第一部、科学について』初版・一九四五年、新装版・誠信書房、一九六〇年）。既にベルナールによってＣＯ中毒（ＣＯ血症）は低酸素血症をもたらすことが実験的に立証され、戦中から戦後にかけて、大阪（帝国）大学において日本で始めて「医学概論」の講座を開いたフランス哲学者の澤瀉久敬《おもだかひさゆき》氏（一九〇四―九五年）により、日本へ紹介されていたのだ。

災害当時、熊本大学医学部精神科の医局員であった原田正純《まさずみ》氏（一九三四―二〇一二年）らの功績は絶大なものであった。原田氏らはＣＯ中毒が一過性であることに疑問を持ち、その後一〇年間、患者の病態の変化を克明に記録した。その実績は、会社側が示すいかなる論文よりも雄弁にCO中毒の実態を物語っていた。被災者に対する国や行政の対応、労災保険による補償の現実をみるにつけ、「見えないというか(見ようとしないから見えないのだが)、表面に現れない障害ということに対して、行政の対応はあまりにも酷《こく》すぎる。そういう精神面に対する補償は極めて低い。こうした患者のために、一家を目茶苦茶にされた家族、今も苦労している家族に対する償《つぐな》いは、労災法では一切ない」(一九九五年五月二〇日、関西労働者安全センターでの原田氏記念講演)ことに、いやが応にも気づかされていった。

その後も原田氏らの調査研究は、一九九七年三月三〇日に三井三池炭鉱が閉山されるまでの三三年間続けられた。CO中毒の追跡調査の結果が、同年『炭坑《やま》の灯は消えても』として世に公表された。CO中毒患者は、初期から慢性期においてあらゆる精神症状を呈した。回復期における自覚症状の増加に伴い、様々な神経症的症状(精神心理学的反応)が加わってきた。原田氏は、このような事実を検証することによって、当時の専門職の人々の誤った見解を怒りをもって糾弾し、「神経症をつくったとすれば、それはこれら医師たちの差別と偏見ではないか」と述べている。

原田氏が三池のCO中毒患者をいかにみていたのかは、一九八七年の一部の労組員による和解拒否以降、一九九三年の最終判決まで争われた裁判の中での同氏の証言によく表れている。原田氏は証言の中で、CO中毒後に生じた「知能障害」「性格の変化」「精神病様症状」がすべて脳の器質的な障害からきていると断言した。今では当然と考えられている「器質性精神障害」という考え方も、「CO中毒は一過性」と信じて疑わなかった当時の専門家たちには、突拍子もないものだった。原田氏は今日極めて重要と考えられる「精神的損害の評価」について証言している。

弁護士　神経の障害を前提として、交通事故、労災、今の裁判制度も含めて、後遺症や障害の評価の問題について、肉体的な損傷に比べ、精神的な損傷の評価が、どの程度妥当性を持つのか。

原田　この事件を通じて、私が一番痛切に感じているのは、労災もそうですし交通事故もそうですが、精神面の障害が低い評価をされている。指がない、手首がなくなったというのは見れば分かる。精神症状は見ようとしなければ見えにくい。そういう意味で、すべてのものの評価が、精神症状には非常に軽い。仮に手首がなくても、その人が健全な精神を持ち働く気があれば、社会復帰できていく。ところが、五体がピンピンしてて力が強くても、意欲がなくなって無関心になってしまえば、社会復帰はできない。そのギャップというものを、この事件が私達に突きつけてくれた。労災では精神症状の分類というのは十四ランクのうち五ランクしかなかったんですが、このCO中毒の中で五級と九級という新しいものを作らせてきた。労災の上で精神症状は軽く見られ評価されていなかった。それが、今度の事件で評価されてきた。精神症状が中心である一酸化炭素中毒後遺症は、非常に軽視されている。家族の思いや患者達の思いと、労災の認定との大きな差があってきたんだと、僕は思います。（福岡地裁での三池CO裁判における原田正純熊本大学医学部助教授（当時）の証言。一部改変）

一方、関西の地において、労災職業病の中で、ビル建設中の転落事故や、作業中に釘打ち機の釘が頭部に突き刺さった事故、タクシー運転中の交通事故により脳障害を呈した事例（前二者は労災が認められたが、後者は認められず、大阪地裁、高裁、最高裁でも原告側の訴えがしりぞけられた）などによる「高次脳機能障害」の問題が取り沙汰されていた。二〇〇三年一二月に行われた「関西労災職業病研究会」の学習会において、「古くて新しい障害＝高次脳機能障害」と題して講義を担当した私は、原田氏によるCO中毒に関する詳細な分析を検討した。

原田氏が指摘されている炭じん爆発によるCO中毒後遺症は、私どもが当時臨床経験していた溺水などによる呼吸停止、心疾患などによる心停止によって生じる低酸素脳症の方と、まったく同じである。早速その旨を原田氏や三池労組の方たちへも連絡し、その後出版されたのが大牟田労災病院廃止反対連絡会議発行の『新たなる展望――高次脳機能障害への挑戦』という冊子であった。原田氏は、「三池炭じん爆発による一酸化炭素中毒後遺症の追跡調査から見えたもの――大牟田労災病院存続のための医学的意見書」と題する論文中、典型的なCO中毒患者のMRI所見(脳全体の著明な萎縮、両側淡蒼球の虚血所見)を呈示し、これが高次脳機能障害の本体であることを立証された。

最近になって強力な理解者の存在を知った。日本におけるリハビリテーションの草分けとも言える上田敏氏によって、『リハビリテーションの歩み――その源流とこれから』(医学書院、二〇一三年)が出版された。その中に以下のような文章がある。

筆者は光栄にも日本で初めて「高次脳機能障害」という言葉を使ったという評価をいただいているが、それは、一九八三年に雑誌「総合リハビリテーション」一一巻八号・九号に「高次脳機能障害」という特集を企画し、その冒頭に「高次脳機能障害とリハビリテーション医学―特集によせて」という、総論と症例報告を書いたこと、によるらしい。(中略)

厚生労働省が日本脳外傷友の会(二〇〇〇年設立、理事長　東川悦子)などの要望に応えて「高次脳機能障害支援モデル事業」を始めたのが二〇〇一年度であったことが示すように、「新しい」高次脳機能障害に行政や社会が気がつき、対策を考えるようになったのはやっと二一世紀に入ってからであった。

しかし、実はこの、「新しい」高次脳機能障害自体はけっして「新しく」なかったのである。というのは、本書(『リハビリテーションの歩み』)の「基準年」である一九六三(昭和三八)年に、すでに多数の「新しい」タイプの高次脳機能障害者が発生し、大きな社会問題になっていたのである。それは同年一一月九日の三井三池炭鉱(福岡県大牟田市)で起こった炭塵《たんじん》爆発であり、死者四五八名を出し、最大の産業事故と言われただけでなく、八三九名にのぼる一酸化炭素中毒による記憶・行動障害を中心とする、多彩な、「古典的」および(今でいう)「新しい」高次脳機能障害を示す患者が発生したのであった。それに対しては精神科・神経内科の医師たちによる診断・治療の試みは行われたが、有効な治療法はなく、当時同じ年に発足したばかりのリハビリテーション医学にはとてもそれに対処できるような力量はなく、患者の多くは新設された大牟田労災病院で長期にわたる療養(収容)生活を送るほかはなかったのである。このときから数えれば、国が「高次脳機能障害支援モデル事業」を始めるのに実に四〇年近くがかかったことになる。

二〇一五年に開催されたリハビリテーション関係の学会において講演された上田氏に、大牟田吉野病院理学療法士の橋口聖剛さんがフロアーで声をかけ、「私は現在三池のCO中毒の方々を診ている大牟田の病院に勤めるPTです」と話したところ、現在も当時の方々が闘病されていることに驚き、「是非近況を伝えてほしい」と名刺を渡されたそうである。二〇一六年九月開催の「奈良高次脳機能障害リハビリテーション講演会」に上田氏が参加され講演された際、私も会場にかけつけお会いすることができた。その際も講師室で上田氏は、「三池の問題はこのまま終わらせるわけにはいかない」と熱っぽく語られた。

2 「高次脳機能障害研究・治療・リハビリセンター」の必要性

(1) 大牟田労災病院の役割

一九九七年三月末に三池炭鉱が閉山して七年後、全国の労災病院(三七地域)の再編計画の中で、二〇〇四年政府は大牟田労災病院を二〇〇五年度中に廃止することを決定した。それに対し、一九六三年以来四〇年間にわたり、CO中毒の人たちに対して入院や通院の上治療やリハビリを行ってきた労災病院の役割を再認識し、「高次脳機能障害の中核病院」として残すよう労組の人々は主張した。

二〇〇六年三月末、遂に大牟田労災病院は廃止され、四月一日より財団法人(現在は一般社団法人)福岡県社会保険医療協会に委託し、社会保険大牟田吉野病院として再スタートを切った。それから一〇年を経た今日、吉野病院も存亡の危機を迎えている。二〇一六年一月に私が訪れた時は、病院の入口付近に小さな案内板があるのみで、正面の病院名を記した看板は取り外されていた。まるで残り五〇名近くとなったCO中毒の患者さんたちが、いずれいなくなるのを待っているかのような様相を呈している。

危機的状況を迎える中で、二〇一五年一一月八日、「第五二回三池大災害抗議集会」が大牟田現地で開かれた。元労組の人々でつくる「三池高次脳連絡会議」(元「大牟田労災病院廃止反対連絡会議」)と厚労省との、病院の維持・発展に向けた交渉が遅々として進まない現状に対し、私は「(アジアにおける「高次脳機能障害」の治療・リハビリのための)一大拠点作り」を呼びかけるメッセージを送った。メッセージを受けて、二〇一六年一月三〇日に大牟田の地において、「高次脳機能障害センター」建設に向けた討論会が開かれた。私自身も参加の上、「現代の社会病とも言える「高次脳機能障害」は、三池炭鉱爆発災害に端を発する」趣旨の発言をし、現地の人々との交流を行った。

(2)「メンタル・リハビリ」の場としての「高次脳機能障害センター」

大牟田における会より二カ月足らずが経過した三月一九日、高槻の地において五〇名近くの人々が集まり、「高次脳機能障害を学び、共に「三池」を語る集い」が開催された。その場で私は、「なぜ「高次脳機能障害センター」建設が必要なのか」に関連して、三池における「災害神経症」と現代アメリカにおける「戦争神経症」について解説した。

「低酸素脳症」による高次脳機能障害は精神症状が多彩であり、診断・評価・リハビリについていまだ確立されておらず、今後の課題である。同障害は交通事故や労災事故、暴力事件など、社会的要因が原因で生じることが多く、他人によって被害がもたらされた場合に生じやすいPTSD(心的外傷後ストレス障害)を合併している場合も多い。その結果、「災害神経症」もしくは「気の病」として放置されている事例も多く見受けられる。従って、「器質性精神障害」としての高次脳機能障害と非器質性精神障害としてのPTSDとの、注意深い鑑別が必要である(多くがPTSDで済まされている)。

米国においては、戦場へ派遣された兵士の中に、帰国後、高次脳機能障害を発生する事例が多いにもかかわらず、それが「戦争神経症」として扱われている事実がある。二〇〇九年二月一七日~二一日付

『毎日新聞』の、「テロとの闘いと米国――見えない傷」と題する五回にわたる連載記事を要約すると以下の通り。二〇〇一年九月の米国における「同時多発テロ」をきっかけに、ブッシュ(ジュニア)政権の下で始まったアフガニスタンやイラクでの「テロとの戦い」に参加した米兵のうち、脳に直接の損傷がなく爆風を受けただけで、帰還後記憶障害や注意・集中力低下、感情コントロール不良といった「高次脳機能障害」を生じている事実が判明した。その数二万二〇〇〇人に及ぶ。彼らの大部分が、「受傷」直後「目に見える傷」はなく「異常なし」との診断にもかかわらず、帰国後、奇妙な言動が目立ち、道に迷い、激怒することが多くなった。

詳しい検査の結果、(超音速の)爆風に伴う衝撃波(圧力変化の波)による外傷性脳損傷(TBI)と診断された。爆風によるTBIに対し、ヴァンダービルト大学医療センター(テネシー州)を中心に専門的治療(薬物、リハビリ)が進められている。この間の画像や各種検査によるメカニズム解明により、「爆風が体を直撃すると、その運動エネルギーが血管を振動させながら急激に脳に達して神経細胞を破壊」と理論化されている。ここでも、高次脳機能障害とPTSDとの明確な鑑別が重要な課題になっている。

米国においては、こういう状況の中でいくつかの動きがあった。一つは、二〇〇七年七月、帰還兵の団体「真実のために団結する帰還兵」が退役軍人省を相手取り、TBIやPTSDに対する適切な障害認定を求めてカリフォルニア州連邦地裁に提訴した。裁判の過程で同省は改善の必要性を認識し、TBIと障害認定した帰還兵三万二〇〇〇人に対し、認定ランクを上げる方向で見直すと通知した。これにより、「精神的な問題」とみなされたケースも考慮されることになった(二〇一〇年二月一八日付『毎日新聞』)。

もう一つは、キャスリン・ビグロー監督の戦争映画、イラク駐留の米軍爆弾処理班の兵士を描いた「ハート・ロッカー」が、二〇一〇年三月女性初のアカデミー監督賞を受賞した。遠隔操作のロボットで爆弾を特定し、ハイテク防護服を身にまとい処理する処理班の命をかけた姿を描くことで、戦争の悲惨さ、理不尽さを描いている。残念なことに、処理班メンバーのその後は描かれず、爆風によるＴＢＩについては取り上げられていない。

米軍の帰還兵の例でも明らかなように、高次脳機能障害の場合、ＰＴＳＤや神経症との鑑別診断が必要であり、それに対する神経心理学的アプローチも必要である。専門の臨床心理士などの養成も必要になってくる。一九六四年二月に開設された大牟田労災療養所(一九七五年九月、病院に改称)においては、一九六三年一一月の炭鉱災害当初、事故により心理的障害をきたした人も多く、心理療法(「メンタル・リハビリ」)のための部屋も用意されていた。二〇一六年一月に私が吉野病院を訪れた際も、その部屋は残されていた。森弘太・原田正純共著『三池炭鉱――一九六三年炭じん爆発を追う』の「三池ＣＯ医療の総括」中「リハビリ・職場復帰の問題点」(三八三―三八六頁)に、以下述べられている。

神経精神疾患においては、とくに慢性期にリハビリテーション(機能回復訓練)が必要なことは言うまでもない。ＣＯ中毒ではその後遺症状が精神症状であり、社会復帰を阻害しているものは精神症状であることから、精神面のリハビリテーション(メンタル・リハビリテーション)が必要であることは間違いない。メンタル・リハビリということが実際に提唱され、組織的に実施されたのは三池災害がはじめてと言ってもよい。従来、リハビリと言えば、身体の機能回復としてのみとらえられがちであった。その意味では、このように精神面の回復治療が労災において正面からとりあげられたことは評価してよい。

高次脳機能障害の実態が明らかにされ、全国的にリハビリが取り組まれたのが二〇〇〇年代初頭と考えると、いかに我が国のリハビリにおいて、精神面が軽んじられていたのか明らかである。その結果、自賠責保険や労災保険において精神障害(「高次脳機能障害」)が後遺障害等級認定の要件として組み込まれたのが、ほんの十数年前の二〇〇一〜二〇〇三年であった。その点において、大牟田労災病院(当時、療養所)で「メンタル・リハビリ」が既に一九六〇年代に始められたのは画期的と言える。しかも「メンタル・リハビリ」には、大災害に遭遇し親族や同僚を失うという精神的ダメージに対する精神的ケア、カウンセリングという要素も含まれていた。

ナチスの医学の事実を掘り起こし反省し克服するためにドイツ(ベルリン)医師会が発行した『人間の価値——一九一八年から一九四五年までのドイツの医学』(クリスチアン・プロス、ゲッツ・アリ編、風行社、一九九三年)という書物がある。同書を日本語訳された林功三元京都大学教授(一九二八—二〇〇七年)の案内で、一九九九年八月私は、八名のメンバーと共にポーランド(アウシュビッツ、ワルシャワ・ゲットー跡)、ドイツ(ベルリン)への旅に出かけた。その際訪ねたのが、同書の編者である医師Ch・プロス氏であった。プロス氏が勤務するベルリン郊外のドイツ赤十字病院には、戦争や地域紛争による家族との死別や、暴力・レイプにより精神的に傷ついた人々(PTSD)のケアを行う半官半民財団「ベルリン拷問治療センター(BZFO)」があり、プロス氏はその責任者だった。彼の原点は、ナチスによるユダヤ人への殺人・暴力行為であり、終戦五四年後の当時、大戦時に強制収容所に収容されていた人々からも相談を受けていた。

今も世界中至る所で局地的な紛争は続いており、様々な理由でPTSDを抱える人々は後を絶たない。多くの人々がBZFOを訪ねてくるが、彼らの入国そのものがドイツ国内での民族差別を生み出しかねない状況もある。公的な援助も少なく、常に活動資金は不足していた。「人が戦争や紛争を起こす限り、戦争によって精神的・肉体的に傷つく人々が絶えることはない。私は、現在行っている日常的な診療が、医療行為であると同時に社会的な行為と考えている」とプロス氏は言いきった。

私は大牟田吉野病院の「メンタル・ケア」室に足を踏み入れた時、かつて訪れたBZFOの風景がすぐ目の前に浮かび、プロス氏の熱い語りを昨日のように思い出した。プロス氏は別れる間際の私たちに、「ぜひ日本にもこのような施設をつくってください。全世界にそれを切望している人がいるのです。そしてぜひ私たちにその成果を教えてください。共に知恵を出し合いましょう」と、しぼり出すような声で訴えた。それから一八年が経ち、まだ私はその約束を果たせていない。

現在、全世界において戦争や災害は絶えず、今後その被害(災)者が数多く日本にも移住してくる可能性が高い。また、国内では多くの原発被災(被曝)者が、放射能の影響に怯《おび》え、故郷や家族と離れて暮らす不安を抱えながら、全国各地で生活している。そのような人々をも迎え入れ、治療を行い、社会復帰をめざす施設としての「高次脳機能障害センター」の建設は、国内・国際情勢に応える当面の第一級の課題である。三池の人々の心や身体に寄り添ってきた大牟田労災(吉野)病院こそ、その任に当たる資質を持ち合わせた施設であろう。

二〇一七年を迎え二月九日、クリニックにおいて、一一五名ほどの医療・福祉関係者、弁護士、当事者・家族に集まっていただき、学習会を行った。テーマは「犯罪や交通事故被害者に対する救済制度の実態と社会資源の活用」とし、武庫川女子大学心理・社会福祉学科の大岡由佳さん(社会福祉士、精神保健福祉士)をお招きした。大岡さんは、事件(事故)後の精神面や生活面に対する支援が必要にもかかわらず、共に支援の提供が限られており、医療機関や行政においてソーシャルワーカーの相談体制が脆弱《ぜいじゃく》で、社会資源が十分に活用されていない現実を指摘された。本人以上に家族(伴侶、子どもなど)が苦しんでいる場合もあるが、何ら手が差し延べられていない。かえって近所の人たちや警察などから心無い言葉をかけられ、「二次被害」を受けたとの相談も数多くあるようだ。

会場には、本書中の第三章で紹介している今井さん親子(本書一二三頁)も参加された。お母さんが、「暴力行為に対する賠償が、控訴審で一カ月一万五千円という額に引き下げられて屈辱感を味わった上、その後相手方より途中から支払われなくなっても何もできない無力感をいやというほど体験し、人間不信、社会不信に陥りました」と発言された。大岡さんからは、「犯罪被害者等給付金」があるが、条件の厳しさ(医師による「労災後遺障害四級以上」との認定が必要)のために、利用している人は全体の数%しかいないのが実態と説明された。また、支払わない加害者に対し、日本の社会制度や法律はまったく無力であるとの厳しい指摘があった。

私はその場に参加した二時間ずっと、かつて三池の主婦たちがCO特別立法の成立のために五日間、坑底に座り込み命をかけた一九六七年の闘い(後述)が、今日まったく生かされていない、と考え続けていた。その点からも「三池」は今日的課題と言えるのではないか。三池の問題は過去の出来事であり、現在の戦争や災害、犯罪・事故とは直接関係がない、そこに過去や現在そして未来にも共通したセンターを設立するというのは荒唐無稽な話、と感じる人もいるだろう。何故三池にこだわるのか。その点について改めて考えてみなくてはならない。

3　現代の高次脳機能障害との共通性

我が国は歴史的に、政府や企業によって強行されてきた数々の国策(政策)により数多くの犠牲(者)を出してきた。数え上げればきりがないほどである。しかも、その一つひとつについて、根本的な反省や防止策はおろか、それが生じた事実さえも明らかにされないまま、新たな犠牲者を出してしまう、という負のスパイラルをくり返してきた。

過去をふり返ると、例えば戦時中は関東軍七三一部隊による中国人や朝鮮人への医学犯罪があり、近年は一九八〇年代の薬害エイズによる血友病患者のＨＩＶ感染がある。同様に、歴史に刻まれ現在も問われ続けている問題として、水俣や三池がある。

二〇一一年三月の福島第一原発事故を取り上げないわけにはいかない。被曝による甲状腺癌の多発を始め、今後の健康被害に関する精神的困惑、住み慣れた土地から離れなくてはならない、自らの半生を捧げてきた農業や漁業から離れ都会において新しい仕事に就かなくてはならない、慣れ親しんだ友人や近隣住民、家族や身内とさえも離れて暮らさなくてはならない……、彼らの苦悩は語り尽くせない。

高次脳機能障害の人々も理不尽な生活を強いられている点において相違ない。本人には何の落ち度もない突然の事故や災害、暴力行為によって、二度と取り戻すことのできないハンディを背負いその後の人生を歩むことになる。それは本人に止まらず、家族もまたともに歩まざるを得ない運命に置かれている。

(1) 高次脳機能障害発症の社会背景

二〇一一年九月以降、クリニックへ毎週通院の上、認知リハビリに取り組み、二年後より作業所へ通所していた(現在は通所ができていない)五〇代後半の男性Wさん。家業の生鮮食品販売業に三〇年間従事してきた。近年、大手の店舗が進出する中、営業していた市場内の商店の経営が圧迫されるようになった。その対抗策として、「安くていいもの」が手に入る遠方の仕入先まで買い付けに行く。朝は午前三時起き、夜は午後一〇時頃就寝という無理な生活が続いた。その結果、二〇一一年初夏、睡眠中に心停止をきたし、一命を取り留めたものの低酸素脳症を生じてしまった。

当時五二歳だったWさんは、リハビリ半ばでいったん、高次脳機能障害の状態で家業に復帰したが、商店の場所代の捻出も難しく閉店を余儀なくされた。病因としては「睡眠時無呼吸症候群」との診断がついている(その上、救急搬送された医療機関で使用した薬の副作用で、より容態が悪化した)。この事例は明らかに大手の企業(スーパー)の進出により街中の小さな店が次々に倒産していく世の中の縮図であり、その濁流に飲み込まれた犠牲者の一人でもある。

Wさんが家業を受け継いだ一九八〇年代以降の時代背景をひもといてみる。一九五〇年代にアメリカにおいて提唱され、世界の発展途上国へ輸出されたのが、新自由主義による市場原理主義であった。日本も例外ではなく、新自由主義、市場原理主義を掲げたレーガン大統領(一九八一—八九年在任)と親交を結んだ中曽根首相(一八八二—八七年在任)によって、日本へ導入された。その具体的政策が国有鉄道や電信電話公社の民営化であった。クリントン大統領時代(一九九三―二〇〇一年在任)にはさらに拍車がかかり、それを具体的に進めたのが小泉内閣であった。二〇〇一年以降の小泉政権下、構造改革の名の下に新自由主義経済が台頭し、大手デパートやスーパーの地方への進出、大型化が進められた。場所が郊外であっても大駐車場があり、自家用車を利用すれば一度に多くの物が買えることで、一般消費者には歓迎された。これまで地道に町や村の台所として消費生活を支えてきた小売店や市場は、たちうちできず、吸収されるか潰れるしかなかった。それは同時に、近くの店に買物に行き、よもやま話に興じていた街のお年寄りにとっても死活問題であり、車がないため大型店での買物もできず、孤立することになった。

Wさんのような心肺疾患に限らず、脳卒中(脳血管障害)、さらにはウイルス性脳炎さえも、社会的要因(出張や単身赴任の多さ、不規則な労働、時間外勤務)や心理的要因(精神的ストレス)、環境的要因(地震や原発事故による移転、放射能の除染作業)によって、数多く生じている。その結果、最も働き盛りである三〇～四〇代の人が、高次脳機能障害をきたす例が最近多い傾向にある。「一家の大黒柱」的存在である彼・彼女らが、自ら働き収入を得ることが難しくなり、重度の場合、家族が世話をしなくてはならなくなる(父母は「わが子が幼児に戻ったような感覚」、夫や妻は「小さな子がもう一人生まれたような感じ」と表現する)事態は、どう考えても人生設計を根底から覆《くつがえ》してしまう。「路頭に迷う」と言っても過言ではない。

高次脳機能障害の原因としてさらに多くを占める交通事故や労災事故、稀には暴力事件に至っては、本人には何ら責められるべき点はない場合が多い。ある日突然、予想もしなかった災害や事件に巻き込まれてしまったことに対する本人の精神的葛藤は並大抵のものではない。「不慮の事故」でそうなった自分を認められず、どこかで否定してしまいたい。一夜の睡眠の後、醒めた時に元の自分に戻っていれば、と切望する。それが難しいのなら、永遠に眠りから醒めない方がいいとさえ考えてしまう。

家族の思いはさらに複雑である。本人の回復への道を希求しつつも、それは「針の穴を駱駝《らくだ》が通る」のたとえ話通り、医療機関や施設、医師、治療法はとても限られている。残された自分たちの生活を維持し、行く行くは本人の介護のことまで考えなくてはならない、という重荷をずっしりと背負い込んでしまう。多くは社会的要素が強い事故や災害の結果もたらされた障害でありながら、介護や世話、生活面の援助はすべて家族が責任を負わなくてはならない。これが交通事故が日常茶飯であり様々な事件や災害が起こりやすい要因を持つ「経済大国」日本の現実の姿である。

今から五十数年前の前代未聞の大災害であった三池炭鉱爆発の被害(災)者や家族は、当時どう扱われ現在に至っているのか。様々な記録を参考に、本人や家族の姿を追ってみる。

(2) 三池炭鉱爆発被害者本人と家族のその後

私の手もとに、田中智子さん(大牟田市在住の元医療ソーシャルワーカー)の著書『三池炭鉱炭じん爆発事故に見る災害福祉の視座――生活問題と社会政策に残された課題』、小冊子『三池の今――三池炭鉱炭じん爆発から五〇年』がある。ともに三池炭鉱災害に関する総論を盛り込みながら、CO中毒を生じた当事者や家族の生き様を語っている。被害者本人や家族にスポットライトを当てることは、個々人の特殊事情もあり普遍化しにくい面もあるが、すべての被災者・家族が有する事情でもあり、全体に共通しているともいえる。そこで、田中さんの二つの著作を通してみた三池の人々の生きてきた姿を紹介したい。

参考のために元三池労組組合長の沖克太郎氏(現・三池高次脳連絡会議副議長)がまとめた、一九六三年一一月の炭じん爆発以来、二〇〇六年三月の大牟田労災病院廃止に至る歴史の概略を、巻末に資料3として紹介する(本書二五〇―二五二頁)。炭鉱爆発により命を落としたり、脳に損傷や障害を負った上に、いかに国や企業によって愚弄された四十数年であったか、歴史を辿れば一目瞭然である。あまりにも理不尽な仕打ちに対し、CO中毒患者家族は、爆発した三川鉱の坑底に座り込むという決死の抵抗闘争に立ち上がった(図2)。その結果、国は「CO特別立法」を成立させ、CO中毒患者を守る姿勢を見せた(一九六七年七月)。それから四〇年、患者や家族が高齢化するのを待って、頼みの綱である大牟田労災病院を閉鎖する暴挙を強行した。爆発後五四年間、翻弄され続けた四五八通りの、そして八三九通りの人生があった。私自身が三池現地でお会いした三名の方の人生を取り上げる。

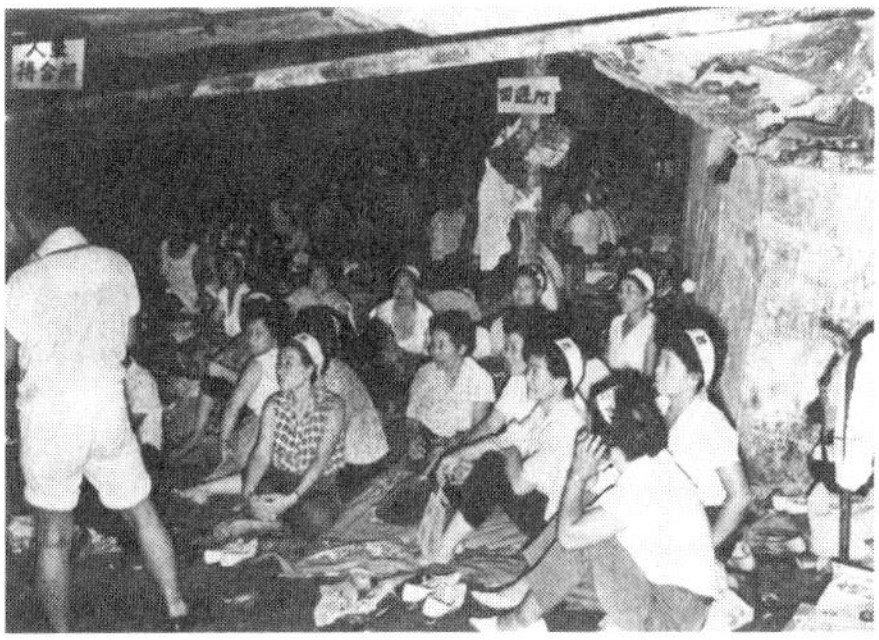

図2　坑底の座り込み(原田正純『炭坑の灯は消えても』日本評論社, 1997年より)

①　首藤さん夫妻(宏也さん：七八歳、心子さん：七七歳)

三川鉱の坑内機械工として働き出したばかりだった宏也さんと、鉱業所病院に勤める看護婦の心子さんは、組合活動を通じて知り合い結婚した。暴発発生時、宏也さんは二六歳、心子さんは二五歳で妊娠五カ月目。翌日意識不明で救出された宏也さんは、約一カ月後九州大学病院に転院し、その一週間後に意識が戻った。記憶障害(母親の顔が分からない)、「視空間失認」「失計算」などで、労災障害等級一級と認定され、九大病院への入院が続いた。事故翌日より病院へ泊り込んだ心子さんは、一九六四年三月末に出産。五月から再出勤せざるを得なかった心子さんは、その後組合活動や、一九六五年三月に労組員三一〇世帯により結成された「CO患者家族の会」に参加し続けた。病院側からは様々ないやがらせもあったが、「会社の病院を退職することは、会社との闘いに負けること」との信念で、一九九八年の定年退職まで勤務を続けた。

退職後、三池高次脳連絡会議の代表メンバーになった心子さんは、吉野病院の充実に向けた闘いに参加した。二〇一一年五月、三池へ赴いた私に対して心子さんは、「私が一番悔しかったのは、産まれた赤ん坊を夫の枕元に連れていっても、夫がぽかんとしていたことです。この人は自分の子も分からなくなったのかと、夫が惨めで仕方がなかった」と、当時のことを思い出して顔をしかめた。そして力強くきっぱりと、「今こうして闘っているのは、入院したまま何も言えない何もできない夫の魂が、私に乗り移っているからです!」と話された。

② 清水さん夫妻(正重さん:二〇一四年八月死亡、享年八九歳、栄子さん:八五歳)

一九四八年結婚。その後三人の子が産まれた。正重さんは入坑していて爆発に遭遇し、一一月二五日には九大病院へ搬送された(その後、二〇〇二年の大牟田労災病院への転院まで四〇年間入院)。一二月に意識が戻ったものの、失語、失行、視覚失認が残った。半年が経過した頃、試験外泊をするようになったが、一時も目が離せず、特に入浴は社宅にある共同浴場を使うため大変だった(小学三年の長男が介助)。

栄子さんはCO患者家族の会結成の先頭に立ち、CO特別立法成立の過程では、会員とともに三川鉱坑内に座り込んだ。一九七三年の「マンモス裁判」、八七年の「沖裁判」も担ってきた。一九九七年の三池炭鉱閉山後、労災病院廃止反対の座り込みを、入院・通院家族と病院労組が一体となって行った。二〇〇六年の病院廃止後も連絡会議の代表として闘い続けている。

二〇〇五年頃に初めてお会いした栄子さんは、その後も積極的に毎年一一月の「炭鉱爆発災害〇周年集会」を主催し、関西で開かれた会にも何度も参加された。八〇代半ばの今でも、各種の集会で必ず発言されている。一九五三年の主婦会(三池炭鉱主婦協議会)結成の時二三歳だった栄子さんは、以来六十数年間ずっと闘ってこられた。「闘いの人生」であった。よく三池労組の闘いは家族(主婦)に支えられていたと言われるが、主婦の闘いこそが中心であったことを見せてくれるのが栄子さんの姿である。

そんな栄子さんにとって、二〇一四年夏、最も悲しい出来事が起こった。正重さんが五〇年余りの長い闘病生活に終止符を打ったのだ。生前の正重さんの様子が、前年の二〇一三年一一月五日付『読売新聞』の連載記事「三池の教訓――炭じん爆発五〇年」に掲載された。

「みんな仲間だ　炭掘る仲間　闘いすすめた俺たちの　闇をつらぬくうたごえが　おい聞こえたぞ地底から」(「炭掘る仲間」二番―山口追加)。清水正重さん(八九歳)がベッドの上で、労働歌「炭掘る仲間」を口ずさんだ。かすれているが、はっきりと聞き取れる声で。

福岡県大牟田市の大牟田吉野病院に四年前から寝たきり。ただ、歌っている間は、両足の爪先を左右に動かしてリズムをとる。四番まで歌いきると、口元をゆがめ、のけぞるようにした。一筋の涙が頬を伝った。

「ヤマの歌の最後にはこうなるとよ。事故を思い出して、胸がいっぱいになったかね」。妻の栄子さん(八三歳)は、五〇年間、一酸化炭素中毒の後遺症にさいなまれた夫をいたわるように語りかけ

た。(後略)

③ 山田さん夫妻(勝さん:八〇歳、早苗さん:七八歳)

一九五七年に結婚し、二児の父母として穏やかな生活を送っていた。爆発の日、被災した勝さん(当時二八歳)は鉱業所病院に収容された後も、同じ坑内に入っていた弟の安否確認のため、三川鉱に戻った(勝さんにはこの間の記憶はない)。翌年三月、大牟田労災療養所(病院の前身)に移り、六月には外泊できるようになった勝さんの経過は一見順調そうに見えた。

田中智子さんの著書において、首藤さん、清水さんが「重症者」とされているのに対し、その後自宅に戻り職場復帰した山田さんは「軽症者」と表現されている。病態が「軽症」であるのと、生活が円滑に送られるかどうかとはまったく異なる(この点は原田医師も指摘された)、ということを証明してくれるのが山田さんの事例と言える。その点で、全国の高次脳機能障害の本人・家族とまったく同様な苦労の日々を、山田さん夫妻は送ることになった。穏やかだった勝さんは、早苗さんや小さなこどもたちに当り散らし、暴力を振るい、家中のものを投げたり壊したりした。その一方で、「退行性」が起因し、一時でも早苗さんが傍にいないと不安がったり、早苗さんが子どもたちと話をしていると怒り出したりする場面もあった。早苗さんや子どもたちにも精神的な影響が及び、身体症状を訴えたり、成長面(学校関係)でも様々な苦労があった。

勝さんに対する医療側や会社側の対応は過酷であった。他の主婦とともに早苗さんも三川鉱坑内に座り込み、勝ち取られた一九六七年のCO特別立法を契機に、勝さんらは治癒認定を受け、職場復帰を余儀なくされた。その時の様子を二〇一三年一一月四日付『熊本日日新聞』は、「医師から治癒の診断を受け、「イライラの原因は家庭の不和」とまで言われた。軽症の患者は見た目が健常者と変わらないため、〝ニセ患者〟扱いされたこともある」と記している。

その後一九八八年には、会社は五三歳の勝さんを一方的に人員整理の対象にした。子どもたちも独立し、早苗さんが勝さんを二四時間三六五日看守る生活が始まった。私が大牟田における講演会や集会に参加するたび、必ず二人は連れ立って参加した。被災者代表の一人として体格のいい勝さんが挨拶される時、横に小柄な早苗さんがつきそい相槌を打たれる様子は、見ていて微笑ましい限りだ。ただあの微笑の中にどれほどの苦労があったのかと考えると、身の引き締まる思いである。

④松尾さん夫妻（修さん：一九九四年癌で死亡、享年六六歳、蕙虹《けいこう》さん：八四歳）

私は直接お会いしたことはないが、「軽症者」とされた被災者について、田中さんは著書で松尾さん夫妻を紹介されている（『三池炭鉱炭じん爆発事故に見る災害福祉の視座』二四三―二六〇頁）。山田さん夫妻同様、今日の高次脳機能障害の人々が抱える様々な問題を一身に背負ってこられたお二人についての極めて貴重で詳細なレポートなので紹介したい。

爆発災害後救出され鉱業所病院に搬送された修さんは、当日中には自ら動けるようになり自宅へ戻った。七日目には痙攣発作が起こった。蕙虹さんや八歳と五歳の女児に手をあげることがたびたびで、実家への避難を余儀なくされた。暗い部屋は坑内を思い出させるため怖がり、一人で眠ることができなくなった。それでも一見CO中毒とは分からない修さんは、労災休業補償中の自宅療養に関して、「仕事もせず、会社から給料をもらいよる」と周りから陰口を言われた。

一九六六年一〇月に三池災害医療委員会の「意見」が提出されたことにより、修さんの休業補償も打ち切られた。翌年七月、蕙虹さんらは、CO特別立法の制定が不可欠と、労働省(当時)との直接交渉のため上京した。その際の緊迫した様子が次のように描かれている。「一日目に労働省の玄関で係員に止められた蕙虹さんらは、翌日、通勤ラッシュに紛れ込んで労働省の建物内に入り込んだ。建物内のトイレなどに身を隠したCO患者家族の会会員は、事前に打ち合わせていた通り午前九時半に大臣室前で座り込みをおこなった。職員が飛んできて、「責任者は誰ですか」と聞いた。蕙虹さんが、「私です」と言うと、他の会員も一斉に「私が責任者です」「いえ、私が責任者」と口々に答えた。」

二〇一六年二月一五日の匿名の母親によるブログ「保育園落ちた日本死ね!!!」が国会で取り上げられた。安倍首相の「誰によるものか分からない」とする答弁に対し、ただちに「(保育園に落ちたのは)私だ!」というプラカードを揚げて国会周辺でデモをした今日の待機児童問題に立ち向かう人々と同じような行動を、既に五〇年前に三池の主婦たちは同じ永田町で実行していたのだ。

一九七二年一一月、松尾さん夫妻ともう一組の夫婦は、「家族裁判」と呼ばれる裁判闘争に踏み切った(五カ月後、さらに二家族加わる)。提訴にあたり、組合運動の「一致団結」の方針に反するという理由で労組からも批判された蕙虹さんが最も心配したことは、三井の企業城下町で裁判をすれば娘たちが学校でいじめられるのではないか、ということだった。それに対し長女の担任教師は皆の前で、「松尾さんのご両親は正しいことをされたのだから、堂々としておきなさい」と励ましたそうである。

組合も町も敵に回して闘った裁判について蕙虹さんは、「一酸化炭素中毒患者と言えば、どうしても重症患者の方にだけ目が行く傾向がありました。私の裁判では「軽症」と言われる主人たちを通して、一酸化炭素中毒患者の問題を取り上げたかったとです。軽症とされる患者が、どれほど大変な症状を背負って生きているのか、それを介護する私たち家族が、どれほどつらい地獄のような日々を送っているのか。それを明らかにすれば、おのずと重症患者の問題も見えてくると考えました。炭じん爆発事故はお父さんたちだけではなく、私たち家族の人生もめちゃくちゃにしたとです。」と話しておられる。

同書中の「家族裁判」の項には、原告になった妻による、「被災者である夫は、家の外では炭じん爆発の被害者であったが、家の中では妻や子どもに暴力を振るう加害者でもある」という、極めてショッキングな、しかし本質的とも言える「妻の被害」が紹介されている。一九九四年、修さんは癌で亡くなった。ＣＯ中毒のため痛みを感じなかった修さんの場合、癌が内臓に転移しても分からず手遅れだった。癌が早い段階で発見されなかったことも、間接的には中毒が原因と考えられる。修さんの労災障害等級は九級にしかならなかった。その三年余り後の一九九八年一月、最高裁において蕙虹さんらの上告は棄却された。

（３）今日的問題としての、三池被災者の家族の苦悩

紹介した四組の夫婦が経験した苦悩は、今日の高次脳機能障害の本人・家族が持つ苦悩とまったく同様である。中でも松尾蕙虹さんが、田中さんからの聞き取りや裁判の陳述の中で語り指摘されている家族問題について、ここで改めて検討する。一つは、高次脳機能障害当事者の肉親の問題である。当初蕙虹さんに「修に優しくしてほしい」と言っていた兄弟も、修さんの暴言や暴力に耐えられず、「親戚の寄合には連れてくるな」と言うようになった。これは多かれ少なかれ、私のクリニックに来る当事者の家族が体験していることでもある。最も親しいはずの肉親が最も遠い関係にあることを、多くの家族が

経験している。

二つ目の問題として、CO中毒患者夫婦の離婚や家庭崩壊の問題もあった。紹介した四名の方々についても、爆発災害後五十数年間、家族でいられたことの方が奇跡のような気もする。そこには何よりも妻の献身や信念があり、子どもたちの理解もあった(山田さんの場合、早苗さんが「お父さんが事故に遭ったことで、あなたたちに苦労をかけたね」と話した時、長男が「一番きつかったのは、俺たちじゃなくて、お父さんと思う。お父さんは、事故の後、自分の人生を楽しむことができなかったから」と答えた、という話が紹介されている)。クリニックに通う家族の場合も、既に別居や離婚という形で距離を置いている御夫婦も数多くいる。理由として最も多いのは、本人が小さな子どもたちに暴力を振るい、妻がいたたまれず実家へ戻るケースのようである。高次脳機能障害における家族関係は、時代は変わっても永遠の課題のように思われる。

それと関連して三番目に、蕙虹さんが一九八六年二月、裁判所に提出した「夫婦関係」についての陳述書がある。爆発時三五歳だった修さんには性欲は残っていたが、性行為はうまくいかずイライラが募り、「夜の生活は私にとっても地獄の毎日」であった。それでも翌年蕙虹さんは妊娠したが、「COガスが子どもに影響するかどうか、大きくなってからしか判断できない」、「冒険はやめた方がいい」との医師の助言で、中絶手術を受けた。さらに避妊手術を勧められ、修さんを説得して避妊手術を受けさせた(他の夫婦の場合、妻が避妊手術を受けた事例もある)。性の問題も、現在も共通するテーマであり、外来診療において相談される事例も多い。「障害」を理由に性の問題を「見て見ぬふり」している場合が多く、困難であっても解決の糸口を見出していくべき課題であることに変わりはない。

「三池ＣＯ中毒」で突きつけられた高次脳機能障害に関する症状、対応法、カウンセリング、リハビリテーション、家庭(族)問題、社会参加(就労)の一つひとつが、今日でも解決されているとは言い難い。「三池」の場合、八三九名の本人と家族が実体験し、それぞれ異なる方法で乗り越えようとしてきた営みであり、歴史でもある。そこには八三九通りの貴重な事例が刻まれている。

大牟田労災病院を前身とするべき「高次脳機能障害センター」は、これら宝の結晶が山のように積まれながらいまだ手付かずの状態という現状に対し、今後の日本における高次脳機能障害解明の糸口ともなるべき施設なのである。

●コラム２に関する引用、参考文献

山口研一郎「古くて新しい障害としての高次脳機能障害」(『脳受難の時代——現代医学・技術により蹂躙される私たちの脳』御茶の水書房、二〇〇四年、二二一—二三六頁)
山口研一郎編著『生命《いのち》——人体リサイクル時代を迎えて』(緑風出版、二〇一〇年、二三三—二五一頁「おわりに」)
原田正純氏講演録「水俣、三池に学ぶ——人権・人命軽視の近代産業がもたらしたもの」(『第九回現代医療を考える会会報』一九九五年九月)
原田正純氏講演「職業中毒の政治学——一酸化炭素中毒・二酸化窒素中毒、水銀中毒」(『社会主義と労働運動』一九九五年一一月)
原田正純『炭坑《やま》の灯は消えても——三池鉱炭じん爆発によるＣＯ中毒の三三年』(日本評論社、一九九七年、八五—一一六頁「第六章　一酸化炭素(ＣＯ)中毒の症状」)
三池ＣＯ現地共闘会議『三池闘争の報告・一九六三年十一月九日三川坑内大爆発——三池ＣＯ裁判闘争勝利』第一二号(一九九三年九月、六二一—六四頁「原田正純熊本大学助教授の証言——精神的障害の評価」)

大牟田労災病院廃止反対連絡会議『新たなる展望――高次脳機能障害への挑戦』(二〇〇四年一一月)
森弘太・原田正純『三池炭鉱――一九六三年炭じん爆発を追う』(NHK出版、一九九九年)
田中智子『三池炭鉱炭じん爆発事故に見る災害福祉の視座――生活問題と社会政策に残された課題』(ミネルヴァ書房、二〇一二年)
田中智子『三池の今――三池炭鉱炭じん爆発から五〇年』(私家版、二〇一三年)
沢田猛「三池CO判決――妻たちの叫び」(『技術と人間』一九九三年五月〈特集　現代技術の犠牲者たち〉、一〇一―一二三頁)

第三章　高次脳機能障害を取り巻く社会

1　医療・福祉を取り巻く社会の動向

(1)「若年痴呆」から「高次脳機能障害」への呼称変更

私が高次脳機能障害に対する取り組みを開始したのは、二〇年近く前の一九九八年頃。九五年に怪我や病気によって脳に障害を持つ若者と家族の会ができ、会員の中にそれまでは気づかなかった症状の人たちが目立ってきたのが、それから三年ほど経った頃であった。神奈川や名古屋で同症状について考える会があると聞きつけ出席した。九九年七月、当時働いていた高槻市内のデイケア施設の休日(木曜日)を使い、若者たちとその家族に集まってもらった。作業療法士や職員の協力によって、当事者同士のグループ訓練、家族同士の語り合いや情報交換が行われた。やがて週一回の集まりでは不足するようになり、奈良市内の建物を借り、本格的に高次脳機能障害に対する診療や診断、評価、リハビリを開始したのが二〇〇一年一月であった。時期を同じくして同障害を取り巻く社会環境や行政の施策が大きく動いた。

二〇〇〇年四月には「介護保険法」が施行され、「妻や娘の献身で成り立ってきた家庭介護を公的に担う」との謳い文句で開始された。翌年に小泉純一郎首相が就任し、思い切った医療改革が進められた。二〇〇六年には「リハビリ日数制限」が開始され、医療機関における理学・作業・言語療法に制限が加えられた。二〇〇八年には「後期高齢者医療制度」が発足し、七五歳以上の高齢者の保険や医療が別建てになった。一連の動きは、高齢者の増加に伴い増え続ける、身体や精神に不自由を抱える人々のための医療・福祉の費用をいかに削減していくか、という点に主眼が置かれた。このような社会情況において、高次脳機能障害を取り巻く動向にも大きな変化があった。

- 一九九七年三月、厚生省が「若年痴呆」(のちに「高次脳機能障害」と呼ばれる)に関する実態調査結果を報告(「若年痴呆の実態に関する研究」)。
- 同年四月「みずほ」(名古屋)、一〇月「ナナ」(神奈川)、九九年二月「コロポックル」(札幌、現地滞在中だった私も設立の会に参加)と、脳損傷による高次脳機能障害者と家族の会が設立される。その後も全国に同様な会が設立され、二〇〇〇年四月、「日本脳外傷友の会」設立へと結びつく。
- 一九九八年二月、神奈川にて「脳外傷交流シンポジウム」が開催され、同障害の問題点について当事者・家族・専門職によって話し合われる。
- 二〇〇〇年六月、「自賠責保険のあり方懇談会」後遺障害部会にて、高次脳機能障害の救済策の必要性が指摘される。

- 二〇〇一年一月、自動車保険料率算定会(自算会、二〇〇二年七月一日をもって損害保険料率算定会と統合し、「損害保険料率算出機構」に名称変更)に「高次脳機能障害審査会」が設置され、一月受付分より認定業務を開始。
- 同年四月、厚労省が「高次脳機能障害支援モデル事業」を開始し、その後三年間、実態・問題点・対策について、続いて二年間、各自治体におけるモデル事業に取り組む(二〇〇六年三月まで)。
- 二〇〇二年五月、大阪地裁において、一九九七年一一月に暴行を受けた今井浩弥さん(当時三三歳)の損害賠償請求に関し、初の「高次脳機能障害」との認定が下され、四〇〇〇万円の賠償が加害者に命じられる(加害者側の控訴の結果、大阪高裁にて相手方の支払い能力に応じ賠償金額を三八〇万円として和解したが、加害者側からは一五万円支払われたのみで、その後は連絡もとれなくなった。今井さんには労災認定三級として五〇〇万円の給付金が認められたが、貯金を取り崩しての生活に変わりはなかった)。
- 二〇〇三年八月、労災保険において高次脳機能障害の認定基準が定まり、労災上も同障害が取り上げられる。
- 同年一二月、建設現場にて転落事故により頭部を打撲した加藤俊明さん(五八歳・枚方《ひらかた》)に対し「高次脳機能障害」で初の労災認定。続いて二〇〇四年二月にも、作業中頭部に釘が刺さった小林徳生さん(六四歳・京都)に対しても同障害が認定される。両氏とも、クリニックにおける認知リハビリで一定の改善がみられたことが、同障害認定の鍵となる。
- 二〇〇四年二月、厚労省が「支援モデル事業」に基づき、行政的「高次脳機能障害診断基準」を発表。

- 二〇〇六年七月、岡山地裁において、一九九七年五月に交通事故に遭った男性(二〇歳)に対し「高次脳機能障害」を認め、加害者側に七二〇〇万円の支払いを命じる判決が言い渡される。
- 同年一〇月、群馬県は「高次脳機能障害」の患者に対し、全国で初めて「精神障害者保健福祉手帳」の交付を認める(その後、厚労省が「手帳」の交付を開始)。
- 同年一〇月、「障害者自立支援法」全面施行。身体・知的・精神障害に対する福祉サービスの一本化が計られ、高次脳機能障害も含まれる。地域での自立や就労支援を目的とする一方、サービス利用料の一割が自己負担となり、経済的事情で受けられない人も相次ぐ。

従来は「中途障害」というと、脳外傷や脳卒中によって生じる身体障害や言語障害、重度の病態として遷延性意識障害のみがその範疇に含まれていた。精神面の症状は医療や福祉の世界から見向きもされなかった。自賠責保険や労災保険においても同様であった。一九九八年から二〇〇六年に至る厚労省や国土交通省の動きは、当事者団体のねばり強い働きかけも功を奏し画期的であった。

一方、医療者は必ずしも高次脳機能障害に対して十分な認識を持っていなかった。二〇〇三年八月一九日付『毎日新聞』の〝記者の目〟に、「高次脳機能障害の治療　「医師が壁」になっていないか」という記事が載った。転落事故による脳挫傷で同障害を生じた記者によって書かれた記事であった。

本来であれば、発症後早い段階のリハビリが効果的であり、そのためにいち早く言語聴覚士(ST)や理学療法士(PT)に結びつけ、臨床心理士(CP)に力を借り、職場復帰が目に見えてきたら作業療法士（OT）や医療ソーシャルワーカー（MSW）と接する機会を持たせてほしい、というのが記者の訴えであった。そのためには、リハビリへ辿り着くための権限を有する「医者が壁」にならないでほしいというものだった。

二〇〇六年以降は「支援モデル事業」が各自治体に任され、取り組まれることになった。全国の各都道府県に最低一カ所ずつの拠点医療機関が置かれ、各自治体の独自性が活かされた。取り組み方には各自治体により違いがありながら、一斉にスタートラインに着いた。大阪府内の取り組みについて、簡潔に紹介する。

- 二〇〇二年三月、大阪府内の脳損傷者（脳外傷、脳血管疾患、その他）実態調査。一年間の脳損傷者が一万三〇〇〇人余り、うち六四歳以下の高次脳機能障害発生数は一三〇〇人余りと推計。
- 二〇〇六年三月、厚労省より各自治体に対し、前年一一月に成立し、四月より一部施行される「障害者自立支援法」に基づく精神障害者の障害福祉サービスについて通達。
- 二〇〇七年四月、大阪府立急性期・総合医療センター（当時）敷地内に、高次脳機能障害に対する拠点機関として障害者医療・リハビリテーションセンター開設。「高次脳機能障害の理解のために」とする説明書を一〇万部作成し、府下に配布。同障害支援普及事業の一環として、医療者や市町村保健所職員向けの研修会が開始される。
- 二〇〇八年七月、大阪府高次脳機能障害支援ネットワーク発足。府内を八地域に分け、拠点を設置。当面一五〇の医療・福祉機関が参加。

・二〇〇九年九月〜一一月、「頭部外傷や病気による後遺症を持つ若者と家族の会」と大阪府が協力して、府内の遷延性意識障害者(四一人)や高次脳機能障害者(九二人)を対象に、「親亡き後」の実態アンケート調査。
・二〇一一年三月、大阪府地域支援ネットワーク(八地域)資源マップ発行。
・同年八月、大阪府が再度高次脳機能障害実態調査。府内の同障害者は約三万五〇〇〇人と推定。
・二〇一二年、大阪府は府内四地域にケアホーム・グループホームを設置するための補助金を出す。それを受けて、一二月に豊中市(「らしんばんの家」)と堺市(「ホームおおみの65」)に設立され、翌年四月、北摂(「はばたき　おおはた」)と南河内にも設立された。

(2) 二〇〇六年四月の診療報酬改定における「リハビリ日数制限」

二〇〇六年四月、厚労省は、二年ごとの診療報酬改定の中でも特に大幅な施策が断行される、六年に一度の改定を行った。どの分野においても手が加えられたが、特に「リハビリテーション」の分野では、リハビリという概念そのものにかかわる質的な改定が行われ、高次脳機能障害者にとっても無視することができない内容であった。

その大きな軸が、リハビリの施行期間の制限だった。改定において、「リハビリ」の対象が、①脳血管疾患、②運動器、③心大血管疾患、④呼吸器、の四つに分けられた。①は脳卒中や頭部外傷、②は骨折やリウマチなどの整形外科的疾患、③は心筋梗塞、④は喘息や慢性呼吸不全などへのリハビリ。

①については発症後一八〇日以内、②と③は一五〇日以内、④は九〇日以内と、リハビリの施行日数が制限された。ただし特に①②に関して、「高次脳機能障害」「失語症」「頭部外傷」「(神経)難病疾患」「頸髄損傷」「障害児(者)」などの障害に関しては除外し、一八〇(一五〇)日以上でもリハビリを受けられるとした。しかしながら、「医師がリハビリを受ければ改善すると診断したものに限る」との条件が加えられ、除外対象の障害でも、医師が「これ以上改善しないのではないか」と判断した人の場合は、一八〇(一五〇)日以内で打ち切られる可能性が高くなった。

私はこのような事態がある中で、クリニックの患者さんに関係が深い「脳血管疾患リハビリ」の範疇である「高次脳機能障害」に対するリハビリに関連して、二〇〇一年一月～二〇〇九年六月の八年半にわたり就労可能となった人の統計をまとめてみた。それまで約六〇〇名が受診した中で三九名の就労者なので、決して多いわけではないが、この方々はまがりなりにも社会復帰し、社会的に貢献できている。そのリハビリに関して、①発症からリハビリまでの期間が、六カ月から一年以上を経ている、②認知リハビリの期間が、一年から二年を要している、ということが判明した。

①については以下のような理由が考えられる。高次脳機能障害を負う人は多くが急性期において重篤な状態を経験している。一カ月間ほど意識が障害されていたり、呼吸が不安定で気管切開をしたり人工呼吸器を付けた人もいる。リハビリが可能なほど体力が付く状態に達するには数カ月から一年近くかかる。同障害は急性期や慢性期の医療機関で見逃されることも多く、認められてもリハビリの対象になりにくいことから、医療者の認識不足によるところも大きい。日常生活や社会生活(職場復帰)

に戻って初めて判明するという特殊性にもよる。クリニックに来た人たちの中には、昭和の終わり頃に事故に遭い、やっと今頃になり、マスコミ報道などを通じて同障害の存在に気付いた人もいる。

②については以下のような実態がある。リハビリ参加の当初は、本人・家族共々同障害であることの十分な認識がない。「自己認識」のためには一定の期間がかかる。精神的に不安定になっている場合も多く(同障害後のうつ的傾向など心因反応のため)、リハビリへの参加が困難な場合もある。やっと参加できるようになっても、身体障害に対するリハビリのようにあらかじめ「ゴール(到達目標)」を設定し、リハビリの期間を限定することは難しい。思うようにリハビリ効果が上がらないことも少なくない。彼らの場合、何らかの形で社会復帰(就学や就労など)して初めてゴールに達したと言えるのだが、どんな状態でも迎え入れてくれるほど社会が整備されていないという現実もある。様々な理由により、リハビリの期間が長くなってしまう。

リハビリを受けるまでの期間、受けてからの期間を合わせると一年〜三年になる人がほとんどで、一八〇日以内で済む人など皆無に近く、クリニックでも、発症後一カ月以内にリハビリを開始した二人のみである。一般に病気が改善するとは、病気そのものが治癒し(健康を取り戻し)治療の必要がなくなった状態と言える。それに対し、リハビリにおける改善とはすべてが元に戻ることを意味しない。脳卒中などによって動かなくなった手足が再び動くようになるのは至難の技である。同様に高次脳機能障害の場合も、発症(受傷)前の本人の状態に戻ることはまずあり得ない。自ずと一般の病気における「改善」とは意味が違ってくる。そこでは、障害を持ちながらも、自らの精神を安定させ、できる限り他人との良好な関係性を保ち、社会的活動を維持していくことが望まれ、それができて初めて「改善」と言えるのではないだろうか。

「リハビリ日数制限」を契機に、それ以前から予定していたこともあり、私は五年間にわたる奈良市内での診療活動に終止符を打ち、現在の高槻にて再開したのが四カ月後の同年八月であった。時期を同じくして大阪府内でも高次脳機能障害支援モデル事業が本格的に開始され、行政的取り組みはまがりなりにも進んだ。しかし医療分野においては、「リハビリ日数制限」が尾を引き、高次脳機能障害者の診断、認知リハビリ、社会復帰訓練を体系的に実施してくれる医療機関はまだまだ少ない。

一方、社会的動きとして無視できないのは、二〇一四年六月に施行された改正道路交通法であった。てんかんを始め精神・神経症状を有する人が免許の取得・更新時に、質問票に基づく病状の申告が義務化され、申告無しや虚偽記載時の罰則が定められた。高次脳機能障害者にとっても運転免許の取得が困難になり、社会復帰への高い壁となった。

2　「二〇二五年問題」と高次脳機能障害

（1）「社会保障としての医療」の変質

「社会保障としての医療」の対極として「経済活性を目的とした医療」がある。医療は、そして多くの医療関係者は、過去から現在までこの二つの間を揺れ動いてきた。資本主義社会においては、日常的・社会的活動の多くが営利を目的としたものにならざるを得ず、医療も例外ではない。一九六一年に施行された国民皆保険制度下において、医師（医療者）に課せられた職業倫理の中に「医師は医業にあたって営利を目的としない」との条文が加えられ（「医の倫理綱領」平成一二年四月採択）、ややもすれば経営主義に陥りがちな医療行為を戒めている。臨床に従事する医師の大半は「保険医」に登録している。日常的に行う処置については、すべて「保険点数」が定められ、その範囲内で治療行為を行う。医療行為によって法外な利益を得ることはできない（以前取り沙汰された「精神病院」や「老人病院」などの「悪徳病院」は、入院患者数や薬剤量の水増し、職員の違法な削減によって実現できたものであり、皆保険制度に忠実に従えばありえないことである）。

世の中の商業主義とは一線を画されたはずの医療の世界にも、小泉政権下（二〇〇一―〇六年）において、新自由主義経済が台頭し構造改革路線が敷かれ、「医療を経済成長の起爆剤に」との試みがなされた。二〇〇九年一二月の民主党内閣閣議決定による「新成長戦略」において、「ライフイノベーション（技術革新）」戦略の一環として高度医療を外貨獲得・経済振興のために実施したことがきっかけとなり、「医療の市場原理化」がもたらされた。二〇一二年一二月に自民党政権に戻り、「医療を産業として強化、経済成長のエンジンとして活用」（二〇一三年五月八日付『読売新聞』「社説」）と、公然と宣言された。

今日「二〇二五年問題」があらゆるマスメディアを動員しながら声高に叫ばれ、今後の医療・福祉においては、「社会保障の堅持」といった悠長なことは言っておれないこと、「医療による経済の活性化」どころか「経済界をいかに医療の世界に引き込むか」が語られ始めている。

（２）「二〇二五年問題」とは？

二〇二五年には、団塊の世代（一九四七―四九年生まれ）のすべてが七五歳以上＝「後期高齢者」（予測数二一八〇万人）になる。全人口は現在より減り一億二〇〇〇万人余りとなり、六五歳以上が三七〇〇万人と約三〇％を占める。認知症高齢者が七〇〇万人と六五歳以上の五人に一人になり、いずれ三人に一人になるとの統計もある。高齢者の一人暮らしや夫婦のみの世帯が六五歳以上の六七％を占める。それに伴い、医療費が五四兆円（現在の一・三五倍）、介護費が二一兆円（現在の二・一倍）になる、と予測されている。

このような時代を迎えるにあたり、民主党政権下の二〇一二年八月、国会において「社会保障制度改革推進法」が可決。従来の公助を基本とした考え方から、自助・自立、共助を中心に据《す》えるものとなった。個々人の生活や療養を、自分自身または家族や近隣の相互扶助によって営むことが推進された。民間サービスの積極的利用も推奨され、経済的理由からそれができない人は振り落とされる仕組みとなった。「推進法」を受けて社会保障制度改革国民会議が一一月にスタートし、翌年八月最終報告書がまとめられた。「二〇二五年モデル」の下、医療・介護・年金の社会保障三本柱が組み立てられ、その後の給付や負担あるいはシステムに関する具体策の礎にされた。国民会議がスタートした一一月、日経連が「社会保障制度のあり方に関する提言」をまとめ、医療改革の方向付けを行う。「推進法」を踏襲し具体化する内容になっている。医療に関しては、「自己責任による健康維持」が基本に据えられ、各自の健康を社会的に支えてきた公的保険の変質・解体が目論まれ、民間医療保険の導入が提唱される。高度医療を混合診療（公的保険と自費とで分担）に組み込み、軽度医療は公的保険から外し自費扱いとすることで、日常診療のあらゆる領域で制限が加わることになった。

二〇一四年四月、二年に一度の「平成二六年度診療報酬改定」において、①平均在院日数の短縮化、②医療・介護必要度の厳格化、③在宅復帰の推進、が計られた。医療・介護の集大成として、六月「地域医療・介護推進法」（「地域における医療及び介護の総合的な確保を推進するための関係法律の整備等に関する法律」）が成立した。同法の中身は、医療、介護、地域包括ケアシステムの構築に分けられ、その三本柱が今後の国の医療・福祉政策を指し示すものと言える。

医療では、「高度急性期」病棟（七対一看護＝患者七人に対し看護師一人）を現在の半数程度に減らし、患者を早期に「回復期」や「慢性期」の病棟に移床させる。入院日数を制限し、地域（在宅）への復帰を促進する。点滴や人工呼吸器装着などの治療やリハビリ半ばでも、在宅生活の方針がとられようとしている。介護では、単身世帯や老老介護世帯であっても、介護保険上の「要介護3」以上でない限り、特別養護老人（特養）ホームへの入所は制限される（「介護難民」の増加）。「要支援」者は介護保険上のサービスから外され、市町村や地域のボランティアによる支援の対象になる。

医療・介護の実情から、在宅の高齢者や病気を抱える人が、日常生活や通院、介護の面で極めて困難な状態に置かれることは目に見えている。そこで、「地域包括ケアシステム」への民間企業の導入として、様々な方策が講じられようとしている。

1　ヘルスケアサービス：健康管理や病気の予防のための情報提供
2　医薬品販売：インターネットの利用による薬剤の処方
3　医療機器・介護機器の貸し出し(リース)、販売
4　人材派遣：医師・看護師・療法士・ヘルパーの登録、派遣
5　健康産業：運動指導、食事提供、レクリエーション
6　各種保険サービス

一〇兆円産業ともされるシルバー産業に、既に大手の企業——従来医療や介護に関係のなかった、ソニー(金融)、損保ジャパン・明治安田生命(保険)、ワタミ(外食)、パナソニック(家電)、ユニマットライフ(コーヒー)、ニチイ学館・ベネッセ(教育)などが進出している。「地域包括ケアシステム」というと聞こえはいいが、すべてが医療保険や介護保険外のサービスであり、利用する人々にとって利用料が発生する。実質的な収入のない多くの高齢者や障害者、神経難病者にとって「高嶺の花」になりかねない。「このままでは貯めていたお金も底をつき、早くお迎えがきてほしい」という人々も続出し、「金の切れ目が命の切れ目」とする社会をもたらすのが「ケアシステム」と言える。

(3) 二〇二五年へ向けて噴出する様々な矛盾

二〇二五年を迎えるにあたり、様々な分野において深刻な問題が噴出するであろう。以下に列挙し

てみよう。

① 社会

i ますます功利主義（効率主義、競争）化が進み、障害者や高齢者が社会の片隅に追いやられる。

ii 財政逼迫《ひっぱく》の中で医療・福祉予算が削られ、福祉や介護の合理化が進む。

iii 所得格差の拡大（六人に一人が貧困）、高齢者世帯の貧困化（特に単身高齢者）が進行。

iv 地域間格差（東京と地方の差）の増大。

v 高齢者の東京圏から地方への移住を奨励（「日本創成会議」の提言）。

② 医療・福祉・介護の現場

i 療養病床削減のため、医療処置の必要な人が介護施設や在宅へ。

ii 福祉・介護従事者（デイケア・サービス、ショートステイ、特養ホームなど）のマンパワー不足が慢性化（約三七万七〇〇〇人不足）。

iii 医療費や介護費用の負担増が生じる。

iv 「裕福老人」と「貧困老人」の医療・福祉上の格差が生じる。

③ 人々の生活や介護力

i 高齢者の単身世帯（高齢者の半数が一人暮らし）、夫婦のみの世帯が、社会全体の約二六％を占める。

ii 認知症高齢者の約半数が在宅生活（特養ホーム一八％、老人保健施設入所一三％、病院入院七％）。

iii 一人で(夫婦の)老親を看る複数介護者が出現。
iv 各家庭における介護の限界がくる。
v 「介護離職」がさらに増加する(現在、介護のための離職者年間一〇万人)。
④ シルバー産業
i 高齢者向け事業へ企業(株式会社)が進出。
ii 「人権尊重」より「利益優先」に主眼を置くことによる、職員教育の不徹底、モラルの低下。
iii 福祉・介護施設の不足や家庭・公的サービスの介護力低下は、シルバー産業への依存度を高める。
⑤ 人々の考え方
i 人の存在意義の変更――誕生や人生、老い、死(生老病死)の意味の変更が生じる。
ii 「安楽死」「尊厳死」「平穏死」「自然死」が「理想的な死」として語られる。
iii 他人に「迷惑」をかけて生きることが否定される。

3　高次脳機能障害にとっての医療・福祉の展望

医療・福祉経済が逼迫し様々な分野における公的援助が削減される中で、高次脳機能障害を取り巻く医療・福祉の動向が気になる。同障害に関して、丁寧な診察や神経心理学的評価、的確な診断、ゴール（到達目標）を明確にした認知リハビリは医療の基本である。当事者が円滑な生活を続けていくためには、障害者手帳の交付や総合支援法の利用といった福祉は不可欠であり、就労の分野における、企業や就労移行支援・継続支援事業所、小規模作業所への受け入れも必要である。また、同障害者がともに地域で生活していくための地域作り、グループホームなど、様々な課題が山積みである。

高次脳機能障害をめぐる医療・福祉は、この二〇年間、前向きに積み重ねられてきた。しかしこれから先の一〇年、二〇年も同じように進むかというと、楽観はできない。それは、一つには医療・福祉政策において、社会保障としての性格が軽視される傾向にあり、命や人権が軽くなりつつあることからきている。二つ目として、高次脳機能障害を生み出す背景の一つである情報化（ＩＴ）社会の問題がある。

「日常生活を見渡しても携帯電話、エアコンからテレビ、電子レンジ、洗濯機、銀行自動支払機や駅の切符売り場に至るまでデジタル化が浸透している。わが国の産業構造も激変して農・鉱・工業人口が減少する一方、サービス業が増加している。実際、高次脳機能障害者が復職するにしても大半が対人業務やコンピュータ操作を要する作業である。身体機能が維持されていても、デジタル機器操作や対人関係に必要な言語・記憶・判断能力が障害されている高次脳機能障害者が暮らしにくい生活状況が、わが国に急速に出現している」と、本田哲三氏（当時、東京都リハビリテーション病院医師）が『高次脳機能障害のリハビリテーション――社会復帰支援ケーススタディー』（真興交易医書出版部、二〇〇六年六月）の「はじめに」で指摘されている状況に、さらに拍車がかかる。

高次脳機能障害者が受け入れられやすい社会システムとはいかなるものか。これまで当事者や家族との接点を持つ機会を通して学んだ点、当事者・家族の会や各種講演会で教えられた点について、一当事者の発症から日常・社会復帰訓練に至る過程を想定し、時系列に沿って挙げていこう。

(1) 急性期医療からリハビリへ

高次脳機能障害は多くの場合、ある日突然何らかの原因で脳損傷や脳血管障害を負い、一命を取り留めたものの意識障害が回復した段階で、以前の自分と何かが違うところから始まる。この時から既に本人の格闘が始まっており、見守り続ける家族にとっても苦悩が始まる。その頃に、本人や家族の悩みを受け止め、同障害について十分な説明を行い、将来への予測を語り、利用可能な社会資源についてのアドバイスもできる臨床心理士や社会福祉士の存在があればいかに心強いだろうか。簡単で分かりやすいパンフレットなども、より理解を高めることにつながる。

次に、リハビリ医療機関へ転院することになるが、この段階でのＯＴ(作業療法士)やＳＴ(言語聴覚士)の存在は大切である。彼らこそ、本人が有する高次脳機能障害の障害像を明らかにし、一人ひとり違った形で現れる症状を整理し、本人に説明し、自覚や納得を促すことができる。その過程は家族にとっても安心につながる。

逆に、的確な指導がなされないことで精神不安定となり、うつ状態や神経過敏(易怒性、激昂性)を生じることがある。そうした二次的変化(神経心理学的反応)を生じた方々の方が、かえって元来の障害よりも改善が困難であり時間がかかることを経験してきた。この時期に多くの療法士が、本人・家族に断定的に否定的表現をしてしまうことが往々にしてある。療法士にしてみれば、早く厳しい現実を悟らせようとの「職業意識」からなされる行為かもしれない。いまだ障害の内容や程度さえも皆目見当のついていない本人・家族にとって、それは「死刑宣告」にも等しい。本人とともに苦悩を分かち合い、「一緒に改善へ向けて頑張ろう」という姿勢こそ、逆境から這い上がろうとする本人に対してとるべき態度である。

「リハビリ日数制限」が影響し、発症から六カ月間が経過すると、自宅へ戻るか、在宅での生活が難しければ自治体が運営する障害者自立(生活訓練)センターへ転所することになる。その後の期間が、目標(復職、復学、新たな就労や社会資源の利用)へ向けた、当事者にとって最も大切な時期になる。この間の受け皿が社会的には十分整備されておらず、現在のリハビリ制度も手伝い、名乗りを上げる医療機関も少ない。やまぐちクリニックは当初よりこの間の役割を担ってきた。クリニックとして最も大切にしてきたことは、本人が自らの障害を受け留め、ハンディに対する代償手段を獲得し、今後の人生をいかに過ごしていくか方向性を探ることであった。家族に対しても同伴者として十分な知識を持ち、認識を新たにしてもらうことに努めた。

その手段として活用したのがグループ療法であり、互いの症状や悩みを共有することで、自ら有する問題について解決の糸口を見出そうとした。グループの関係が定まった後、お互い同士のピアカウンセリングによりサポートし合い、情報や知恵を分かち合うという手段を講じた。その結果が多くの人々（それでも全体の十数％だが）の、復職（復学）や新規就労（専門学校などへの入学）に結びついてきた。就労・就学が難しくても、地域の共同作業所などへの通所につながった。

（2）自立へ向けた第一歩、生きがいとしての就労

いよいよ社会参加（復帰）となると様々な要素があり、既にメニューも準備されている。復職を考える時、職場の上司や同僚の高次脳機能障害に対する理解が必要である。「見えない（見えにくい）障害」とされる同障害は、周囲から理解されることが極めて困難と言わざるを得ない。同障害を理解することも大事だが、現在社会問題になっている一般の職場における、「過労」「過労死」「過労自殺」といった時間的な働き過ぎの問題や、強い精神的ストレスを感じる職員が少なからず存在するという実態が、実は同障害の人々が有する問題と共通していることに気付いてもらうことが大切である。「高次脳機能障害は現代社会を写し出す鏡」なのである。

一方、年齢によっては（五〇代以降の方や二〇代の若者たち）新規で仕事を見つけなくてはならない場合もある。復職よりさらにハードルが高く、当事者にとって適した場所を探すのは至難の技である。そこでハローワークや障害者職業センターが関与することになる。センターは従来身体障害者や知的障害者を対象としていた傾向が強く、高次脳機能障害を含む精神障害者はどちらかと言えば対象外とされる傾向にあった（私が同障害にかかわり始めた二〇〇〇年頃は、「精神手帳を持つと就職には不利」とまことしやかに噂されていた）。

二〇一六年四月、「障害者差別解消法」と同時に「改正障害者雇用促進法」が施行された。どちらもあらゆる障害に基づく差別を禁止し、平等な機会、チャンス、扱い（待遇）の保障を目的とする法律。そのために「合理的配慮」の提供が義務化されている。例えば車椅子を使う社員がいれば、机の高さを調整することがそれに当たる。独立行政法人「高齢・障害・求職者雇用支援機構」の春名由一郎主任研究員は、「配慮とは、障害のある人を保護するだけでなく、本人がやりがいを持って働き続けられるように環境を整えること」と指摘している（二〇一六年九月一六日付『朝日新聞』「患者を生きる」）。

高次脳機能障害者にとって雇用の分野での「配慮」とは何か。多くの若い同障害者にとって、就労はゴールとして挙げているものである。動機としては、「少しでも自分で稼ぎたい」「一日の生活のリズムを作りたい」「いろんな人と接する機会を持ちたい」など様々だ。しかし、実際に就労した人々がかえって心労を溜めこんでいるのも事実である。

では何が必要なのだろうか。一つは高次脳機能障害に対する周りの人々の理解。理解がないと、「性格が悪い」「よく嘘をつく」「遅刻が多い、仕事をさぼる」といったマイナス評価しか生まれない。医療機関への通院中から、上司や人事の担当者が本人の状態について聞きに来てくれる職場は、同障害への理解から、復職後に本人が適応できている場合が多い。

二つ目として、「リハビリ出勤」の実現である。復職に際し会社側より「一〇〇%良くなってから戻ってきてほしい」と言われることがある。しかし、高次脳機能障害の場合、一〇〇%ということはあり得ず、以前の状態に比べ何らかのハンディを背負っていることは事実である。従って以前の勘を取り戻すためにも、リハビリを兼ねた出勤を三～四カ月間行うことが望ましい。

三つ目として、働く場面でメモをとることを奨励する。高次脳機能障害者にとってのメモは、「外部の脳」とも言えるノートに、記憶すべきことを書き留める（覚え込む）ことである。小さなノートと鉛筆を持つことを勧め、「これは書き留めておくように」といったアドバイスが必要。

四つ目として、ジョブコーチ（ＪＣ）制度の利用である。特に新規採用当初は慣れないことばかりで、何を覚えたらよいのか、どのように時間を分担したらよいのか、皆目見当がつかない。そのような時ＪＣが側にいてくれたら、これほど力強いことはない。その他、一日の就労時間の短縮（残業の廃止）や、途中に十分な休憩を入れる、時折声掛けによる指示を受ける、一週間のうち中間で一日休みをとる、などは他の障害者と共通の配慮と言える。

『日本医師会雑誌』第一四五巻第六号（二〇一六年九月号）に、「高次脳機能障害」が特集された。日本医師会も本腰を入れて同障害に取り組もうとする証であり、当事者・家族にとっては朗報と言える。同障害者の就労について、「高齢・障害・求職者雇用支援機構障害者職業総合センター」の田谷勝夫氏による「高次脳機能障害者への就労支援・社会的サポート」が、外部からは極めて分かりづらいとされる就労に関する制度について、簡潔にまとめられている。

就労の方法として、「障害者雇用促進法」に基づく一般就労と、「障害者総合支援法」（二〇一二年六月新たに成立した「障害者自立支援法」から、二〇一三年四月に名称変更）に基づく福祉的就労がある。一般就労については「障害者雇用率制度」があり、二〇一三年四月から民間企業は二・〇％以上、国・地方公共団体は二・三％以上と義務付けられた（同年六月に成立した「障害者雇用促進法」により精神障害者が加えられ、一九九八年にそれまでの身体障害者に知的障害者が加えられて以来の範囲拡大となった）。それに達しない法定雇用率未達成企業からは納付金を徴収し、達成企業には調整金や助成金を支給する。特に高次脳機能障害者へは、以下のような「合理的配慮」が求められている。

i　面接時の就労支援機関職員の同席。
ii　業務指導をする担当者の存在。
iii　仕事内容をメモにする。業務内容は一つずつこなす。写真や図による作業手順の記載。
iv　出退勤時刻・休暇・休憩に関し、通院や体調を考慮。
v　負担の程度に応じた業務量の調整。
vi　プライバシーに配慮し、他の職員に対して、障害内容や必要な配慮について説明。

福祉的就労については、一般企業への就労を希望する六五歳未満の障害者に、一定期間（二年以内）訓練や職探しを行い、就労後の定着支援を行う「就労移行支援事業」がある。一般企業での就労が困難な場合、就労や生産活動の機会を提供する場として「就労継続支援事業A型（雇用型）」があり、利用期間に制限はなく月額八万円程度が支払われる。それさえも難しい場合、訓練やリハビリを目的とする日中活動の場として「同B型（非雇用型）」があり、作業量に応じ一定の報酬（約二万円）が支払われる。

以上のような制度を支えるための支援サービスとして、ハローワークや地域障害者職業センター

（各都道府県に一カ所及び五カ所の支所で計五二カ所）における職業カウンセラー、ＪＣの存在がある。幸い就労ができても様々な壁につきあたり、悩みを相談できる同僚もなく、一人悩んで離職してしまう人もいる。就労仲間同士の情報交換や心の交流の場は不可欠であり、クリニックでも月一回「就労者の会」が持たれている。こうしてみると、障害者の就労支援についてそれなりの道が拓かれているように見受けられる。しかし現実には、田谷氏論文に紹介されているルートに乗り切れていない高次脳機能障害者が数多く存在する。制度の分かりづらさも一因だが、制度そのものがまだまだ同障害者を掬《すく》い上げるほどのシステムになりきっていない現状があるのではないか。

二〇一七年に入り、新規就労をめざしている人の中に、「面接で、高次脳機能障害があると言ったために、就職が難しくなった」との感想を述べる人がいる。「雇用促進法」による「合理的配慮」を懸念して、企業の中にはかえって障害者雇用に消極的な所も出てきているようである。厳しい中で、人々に手を差し延べているのが民間の小規模作業所であり、地域の作業所への通所者が圧倒的に多いのがクリニックの現状と言える。さらに在宅にて無為な時間を過ごしている人々がそれ以上に多い。

（３）日常生活の維持と家族としての関わり

そこで日常生活、家庭生活（家族関係）の問題が出てくる。中には無気力（アパシー）状態のため外出することもなく一日をほとんど自宅で過ごす人もいるが、多くは用もなく（行く所もなく）外出する必要がないことから、自宅での生活が一日の大半を占めることになる。その結果、本人の感情の矛先が家族に向かってしまい、両親や兄弟、妻(夫)、子どもへ辛く当たってしまう。高次脳機能障害において家族関係は極めて重要な位置を占める。

二〇〇四年九月にくも膜下出血を生じた金融関係の会社経営の夫(発症時四三歳)の介護を通じて高次脳機能障害について描いたコミックエッセイ『日々コウジ中』(主婦の友社、二〇一〇年)、『続・日々コウジ中』(同、二〇一一年)の著者・柴本礼さんが、二〇一五年一二月四日に「京都市地域リハビリ交流セミナー」で講演された「家族の立場」を、本書でも参考にしてほしいと送ってくださった。

まず社会に対し、「高次脳機能障害」への理解を求めている。

「夫が仮に外に出て行って、何かおかしなことをしちゃった。人に迷惑をかけるようなことをしちゃった。びっくりするようなことをしちゃった。そうした時に、そこに居合わせた方々が、「あ、この人もしかしたら高次脳機能障害かもしれない。じゃあ理解してあげよう。ちょっと何か助けてあげよう」という気持ちにでもなってくださったら、もう私は喜んで夫を自由に外に、「どこにでも行っておいで」、「行っても大丈夫だよ」と言えるなぁと思ったんです。」

「やはりこの障害は家の中に閉じ込めておくよりも、いろんなところに出ていって、いろんな人に接して、刺激をもらって、感情の面でもいろんな交流とかがあったりして、良くなってくる障害だというふうに、この一一年間、夫を見ていて思いますので、なるべく夫の世界を広げてあげたい。そのためには社会のこの障害に対する理解と見守り、あるいは支援、それがあればいいいなと思うわけです。」

友人や身内との関係についても述べている。

「周りとのいろんな軋轢《あつれき》がありました。特に友だちが疎遠になってしまったんです。友だちには内緒にしていたんです。〔発症後〕八カ月たったら治って、「治ったからもう大丈夫よ、大変だったのよ」と話そうと思っていたんですけれども、治らなかった。いざ夫の障害のことを言っても、皆さん励ましてくれるんだけども、それがなんか違っている。「記憶がなくなっちゃう、もの忘れするなんて当たり前。私なんかもあるよ」とか、「私の夫もすぐ切れるよ」とか、自分たちの話と同化させちゃうんですね。これは話してもしょうがないと思って、もう話さなくなって、友人が疎遠になりました。その時に、わかってくれる友だちがいたら、私はここまで追い詰められなかったと思うんです。」

「姑〔義母〕との関係がすごく悪くなりました。一人息子だったんですね。だからもう可愛くてしょうがない。頼りにしていた。それが障害者になっちゃったというので、なにか矛先が私に向かってきた。「礼ちゃんがしっかり健康管理していないから」とかいろいろ言われて、私が夫によかれと思ってすることをみんな反対するようになっちゃったんです。「やっと会社勤めができるようになったよ」と言うと、「そんなことさせて大丈夫なの。疲れたら息子がかわいそう」とか。」〔その後コミックを読んでくれたことでお姑さんにも理解してもらい、関係が良くなったそうである。〕

家族の思いを切実に訴え、本人とともに家族や家族会への支えの手も必要なことを訴えておられる。

「そんな私もどんどん鬱《うつ》症状というのか、どんどん暗くなってきましたね。これだけ頑張っても、夫は全然のらりくらりとしているし、どんどんおかしなことをしてくれるし、お金もないし、いつまで続くんだろう、この疲れは。そう思って、ふっと気づくと、もう何日も笑っていないじゃない。朝、目が覚めると、隣にはやはり障害を負ってしまった夫がいるということが事実だ、夢じゃないんだと思うと、なかなか朝起き上がれなくなったりしました。

　これはまずいなと思っていた時に、ある時私に死の誘惑がきちゃったわけですね。私は絶対そんなことはないと思っていたんですけれども、急に「ああ、ばかばかしい。こんな辛いんだったら、もう死んじゃったほうがましかな」などと思ったら、もう死んじゃおう、死んじゃおうと思うようになっちゃったんですよ。」〔最後に実母に挨拶しようと電話し、「もう死のうと思う」と言うと、「かんらかんらと笑って、「なに馬鹿なこと言ってるの。そんなもったいない」と」言われたことで踏み止どまったそうです。〕

「私が訴えたいのは、やはり疲れてしまうのが家族だということですね。もちろん本人も疲れる人もいますけれども、けっこう家族はきついので、家族への支えが必要だと。家族だけではなく、家族会への支えも欲しいと思います。家族会の人たちも、自分の家に帰れば当事者がいるわけです。そのうえで、いろいろ活動しているわけで、疲れています。ですから家族会も支えてほしい。」

さらに柴本さんから、重度障害の娘さんを介護する児玉真美さん（広島県呉市在住）が日本語訳され、

『介護保険情報』(二〇〇八年一二月号、社会保険研究所)に掲載された「介護者の権利章典」を紹介された。「章典」には、介護者自身が介護によって「犠牲」を強いられるのではなく、自分の生き方を大切にすることの必要性が、九項目にわたり述べられている。現在「日本ケアラー連盟」が「介護者支援の推進に関する法律案」(「ケアラー支援法案」)の制定へ向け活動中、との情報を、その後児玉さんよりいただいた。

(4)「親亡き後」の自立した生活

二〇一六年一二月二三日付『朝日新聞』の〝声〟の欄に掲載された、七二歳・女性の「娘と高齢の親の同居施設を」と題する切実たる訴えが目についた。

私たち夫婦には、重度の知的障害と身体障害のある四五歳の娘がいます。娘は幼児と同じ程度の能力しかありません。週に一回ほど、てんかん発作に襲われます。親が倒れたら、娘はどうなるのでしょう。将来の不安が募るばかりです。

娘は週に六回、デイサービスを利用し、平日の日中は対応できています。でも日曜や夜間の世話は、七〇歳を超えた私たち夫婦には重労働で、体力も限界に近づきつつあります。

娘を入所施設に預けた方がいいのかもしれません。しかし、それではいたたまれません。できる限り、そばで娘を見守っていたいと思うのです。

重度障害者と高齢の親が一緒に安心して暮らせるような入所施設が身近にあれば、どれだけありがたいことでしょう。

親は無理をせずに、安心して子どもを見守ることができます。その合間を見て、施設内でボランティアとして他の入所者の介助などのお手伝いもできます。入所者の家族同士で交流も図れます。

このような施設が全国に普及することを望んでやみません。

クリニックに通院してこられる当事者の御家族からも同様な声を聞く機会が多い。二〇〇九年九月～一一月の大阪府と「若者と家族の会」による実態調査(本書一二六頁)を受けて、二〇一〇年五月二二日に「遷延性意識障害者・高次脳機能障害者の「親亡き後」を考える集い」が開かれた。この場において、四〇代半ばの重度障害の娘(薬害)を三二年間介護してきた渡邊ふじ子さん(八〇代、京都)や、交通事故で重度の高次脳機能障害を負った四〇代・男性の父・武内教治《こうじ》さん(七〇代半ば、豊中)が窮状を訴えられた。実態調査の結果からも、介護者の平均年齢は五五歳であり、介護者亡き後に代わりになる人がいるのは二割弱にとどまり、以下のような声が発せられた。「今が精いっぱいで先のことまで考える余裕はない」、「後を任せる人がおらず、看取ってから逝きたい」、「介護の疲労でうつ病になった」、「年を重ね、十分な介護ができない」。

「集い」において、グループホームの話があった。豊橋にある「笑い太鼓」は、全国初の高次脳機能障害者専用のホームを設立し、注目を集めた。二〇〇五年六月に、「地域で働き地域で暮らす」を合言葉にホーム「パークサイド」を設立、運営している。大阪でも、二〇一二年「らしんばんの家」

(豊中)を皮切りに数カ所でグループ(ケア)ホームが設立された。しかし限界があり、ホームに住めるのは一定の生活水準を維持できる人であった。かなり重度の場合、一日の大半を施設職員の介護に頼らねばならず、ホームのような「自立生活」を前提とした施設ではむずかしい。「らしんばんの家」では、それを補うべく、軽度の障害者が重度の人の世話をする(軽い人は介護費を報酬として取得)というユニークな方法をとり、少しでも重い人の入所を実現することを目標として掲げた。

一方、高槻において二〇一三年設立されたケアホーム「はばたき　おおはた」は、マンションの一画を共同で借り、一室に一人ずつが居住し、入浴やトイレは別々、食事のみ同じ居住空間で、という試みであった。必然的に独立して生活する能力が必要とされ、クリニックの近くに位置するという地の利にもかかわらず、当事者の誰一人として利用するに至らず、二〇一五年秋には閉鎖という残念な結果になった。重度の精神障害者や知的障害者あるいは高次脳機能障害者の自立生活は、まだまだ端緒についたばかりであり、極めて困難な面を持っている。

二〇一四年春、私はクリニックに通う重度高次脳機能障害の方二五名に対しアンケート調査を行った(表1)。原因や闘病期間、介護者、症状は様々だが、一三名に共通していたのが、「介護者が不在になった時の金銭管理、生活全般、入所施設」の問題であった。それは、例えば四〇代の本人を看ているのが、多くの場合七〇代の親であることからも明らかだった。代わりに看てくれる人がいないという現実も二〇〇九年の調査結果と同様。その結果、「本人を精神病院に入院させなくてはならない日がいずれくるだろう」、「私たちが死ぬ時は本人も道連れにします」といった言葉が出てくる始末で

表1　高次脳機能障害者25名へのアンケート結果(やまぐちクリニック，2014年)

	年齢	性別	原　因	期　間	障害手帳等級(肢体・精神)	介護者(年齢)	代役(年齢)	主な症状
1	25	女	ミトコンドリア脳筋症	6年6カ月	×・×	母	父	病識がない，1人で外出できず，トラブルへの対応
2	25	男	脳損傷(交通事故)	2年5カ月	1級・1級	母	×	トイレ頻回，同じ質問頻回
3	26	男	脳損傷(交通事故)	8年8カ月	1級・2級 2級A種(療育)	父(65)	母(58)	失禁，場をわきまえない不用意な発言・行動
4	27	女	脳動静脈奇形破裂	5年5カ月	1級・×	母	父	発動性・意欲の低下，退行
5	28	女	脳損傷(交通事故)	12年7カ月	×・1級	母	妹	記憶障害，感情コントロール不良
6	35	男	低酸素脳症(心停止)	6年4カ月	1級・1級	父(65) 母(64)	×	コミュニケーション不良，トイレへの誘導必要
7	35	男	脳動静脈奇形破裂	5年10カ月	1級・1級	父母	ヘルパー	四肢麻痺，言葉による意思疎通不良
8	37	男	低酸素脳症(溺水)	15年1カ月	1級・1級	母(62)	父(67)	失声状態，排泄の後始末
9	37	男	脳損傷(交通事故)	4年6カ月	1級・1級	母(60)	×	ゆっくり食べようとしない，ヘルパーに馴染まない
10	38	男	ミトコンドリア脳筋症	3年8カ月	3級(言語)・3級	母(67)	父(71) (父母と離れ単身生活)	易疲労，感覚性失語，記憶障害
11	38	男	くも膜下出血	11年6カ月	2級・2級	母	ヘルパー (シェアハウス入所)	易怒性，暴力，もめ事多し
12	39	女	脳損傷(列車事故)	9年1カ月	1級・×	母(66) 姉	姉	アトピー体質，記憶障害
13	39	男	低酸素脳症(胸部圧迫)	10年2カ月	5級・1級	母(61)	叔母(64)	意思疎通困難，易怒性，トイレへの誘導が必要
14	40	男	脳損傷(転落)	13年1カ月	3級・1級	母(66)	兄・妹(仕事)	易怒性，突発的行動
15	43	男	ウイルス性脳炎	1年8カ月	×・1級	妻	実母(70)	朝早く起きて動き回る(妻は2歳の娘の世話が必要)
16	44	男	頭蓋内リンパ腫 細菌性髄膜炎	16年2カ月	5級・2級	母(69)	×	ふざけ症，場をわきまえない，誰彼となく声かけ
17	44	男	脳損傷(交通事故)	11年4カ月	3級・1級	妻	×	感情の爆発，理解力の欠如，失禁
18	45	男	脳損傷(交通事故)	24年10カ月	1級・2級	父(72) 母(71)	ケアホーム職員(入所中)	夜間失禁，車椅子移動

19	45	男	くも膜下出血	6年1カ月	1級・1級	母(74)	×	うつ傾向，記憶障害，介護拒否
20	46	男	神経ベーチェット病	4年1カ月	×・1級	妻	病院職員(精神病院入院中)	ふざけ症，暴言・暴力，過活動
21	47	男	くも膜下出血	3年	×・2級	妻	父，グループホーム職員(入所中)	見当識障害，病識欠如，作話，無気力，感情失禁
22	50	男	脳損傷(交通事故)	2年5カ月	×・2級	父(75) 母(70)	妹	記憶障害，いつも探し物
23	59	男	脳腫瘍	25年	×・3級	妻	娘(結婚したら別居)	意思疎通困難，自己中心の生活，無断外出
24	60	男	ヘルペス性脳炎	2年11カ月	×・2級	妻(59)	父(85) 母(84)	記憶障害，易怒性
25	73	女	くも膜下出血	7年	2級・× 要介護5級	夫(78)	本人の友人	暴言・暴力，介護への抵抗

あった。「重度高次脳機能障害者の在宅ケア」は今や崖っぷちに立たされているという印象を受けた。

高次脳機能障害者が一人でマンション暮らしをするにはかなりの困難を伴う。しかし、重度の身体的ハンディがなければADL(日常生活動作)は相当程度可能である。共同住宅を借り受け、食堂、風呂、トイレなどをともに利用できるようにすれば、必ずしも同障害者が親元にいる必要はない。それぞれ病状(ハンディ)が違うことで、ともに助け合えれば、互いが互いを介助することも可能となる。その結果、一般のグループホームにありがちな入所の条件である「ADL上自立していること」が解消でき、比較的重度の人たちの入所が可能になる。いずれにしろ、在宅ケアに日々苦闘する介護者にとって不可欠なのは孤立しないことであり、グループホームは介護者同士の関係もつくってくれる(例えば「笑い太鼓」の家族同士によるホームの運営)。

在宅にしろグループホームにしろ、それを可能にするための不可欠な要素は、日中過ごす場の確保である。それは作業所であったり、デイサービスであったり、様々。それがないと、当事者は一日中自宅(ホーム)で暮らすことになり、テレビやパソコンを相手に孤立した生活を送らざるを得ない。

作業所やデイサービスの利用のためには、勤務する職員の高次脳機能障害への理解が不可欠だ。同障害について知っていて関わるのと知らずして関わるのとでは雲泥の差である。例えば家族から「ヘルパーに反抗して困る」といったことをよく耳にするが、同障害者は人生のある時期まで普通に生活し、思わぬハンディを背負った人が多い。本人は病(受傷)前のことはよく覚えており、プライドも有している。介護の場でありがちな「幼児言葉」や過度に馴れ馴れしい態度は、かえって本人の気持ちを逆なでしてしまう。そこでクリニックでは月に一回、小規模作業所や就労継続支援事業所、デイサービス、グループホーム、医療機関、法律事務所など、様々な職種の方々による同障害に関する学習会を開催している。同障害についての一般的知識を学びながら、困難事例を出し合ってのケースカンファレンスの場になっており、大切な情報交換の機会である。

生活の自立を考えた時、経済面についても無視できない。高次脳機能障害を生じた原因による違いはあるものの、多くが経済的困窮に出くわすことに変わりない。障害年金や特別障害者手当、生活保護などを利用せざるを得ないのが実状だが、その額にも限界がある。家族の一員が働くことで家計がかろうじて支えられているが、しわ寄せが本人にふりかかり、日中は留守番を強いられることになりかねない(そうならないためにも、前述した日中の行き場が不可欠で、そのための送迎サービスも必要となる)。働き手が比較的高齢の場合もあり、働けなくなった(稼げなくなった)場合どうするのか、悩みは尽きない。

アンケートにおいて、「親亡き後」を心配されている方の理由としては、一番が介護の問題であり、次には経済的問題がある。

重度障害者の在宅生活を考える上で参考になるのが、多発性硬化症(MS)と重症筋無力症(MG)を同時に有する大橋グレース愛喜恵さん(二七歳、大阪市)の存在である。二〇〇八年にMSを発症した彼女は、現在MSによる視力障害、呼吸・嚥《えん》下《げ》・咀《そ》嚼《しゃく》障害、両上下肢機能障害、神経因性膀胱があり、高次脳機能障害も加わった。ほぼ常時人工呼吸器をつけ胃《い》瘻《ろう》を造設し、移動手段として車椅子を使っている。二〇一三年一一月のNHK–ETV番組「バリバラ」と同一二月のタレント・はるな愛さん司会のラジオ番組「バリバラR」で、記憶障害を有する彼女の生活ぶりが紹介され、私もご一緒した。

彼女は二〇一〇年以降マンションにおいて一人暮らしを続けている。彼女には二四時間体制で介助者が側に付き、一カ月に七三四時間利用している。医療的ケアの研修を積んだ一五名の介助者が交替で支えている。経済的には、自立生活センターの非常勤スタッフとしての給料、NHK番組への出演料、障害年金でまかなう。高次脳機能障害に理解のある医師と、二四時間対応の訪問看護ステーションが生活の後ろ盾になる。「自分の人生は自分自身が主人公」とする、当たり前でありながら、障害者の場合無視されがちな主張を彼女は自ら実践している。「その人らしく生きる」ために、月一回様々な職種の代表が彼女とともにカンファレンスや医療安全委員会を開いている。そうした彼女の自立生活体験による教訓が、地域ひいてはマスメディアを通じて社会へと拡がっている。

（5）ともに暮らす地域づくり――「認知症」をヒントに

高次脳機能障害者にとって地域との繋がりは極めて重要である。それは、同一視はできないが、認知症高齢者にとって地域との緊密な関係が不可欠であることと似通っている。高次脳機能障害者にとって住みやすい地域(街)づくりは、認知症高齢者にとっても住みやすい地域に繋がる。私は、将来七〇〇万人になると言われる認知症対策の先駆け的試みとして、現在全国で五〇万人とされる高次脳機能障害者のための地域づくりを提唱している。

「(認知症)高齢者」を考える上で「高次脳機能障害」の問題は避けて通れない。高次脳機能障害の人々が住みにくい社会は、高齢者にとっても住みにくいことは一目瞭然と言える。本来高齢者は、人生の先輩として、世の中を生き抜いてきた達人として、若い人から尊敬の念を持たれる立場に位置づけられてきた。しかしながらＩＴ社会に象徴される現代文明社会においては、取り残され、若い人々に対して劣った弱い存在とみなされている。そのような社会や人間関係からの逃避として「認知症」の問題がありはしないか。

近年認知症の中で最も多くを占めるアルツハイマー病において、アミロイドβやタウ蛋白の関与が取り沙汰され、神経病理学的に解釈される傾向が強くなっている。しかし、高齢者の五分の一から三分の一が認知症という事態は、神経病理のみでは説明がつかない。その疑問に答えてくれるのが、「生活とリハビリ研究所」代表の三好春樹氏(ＰＴ)が約三〇年前に出された『老人の生活リハビリ』中の論文「痴呆の人間学」である。三〇年も時代が経過すると、「痴呆」という用語は「認知症」に変更され、「老人」も多くの場合「高齢者」と呼ばれるようになった。それでも、三好氏の洞察に今こそ目を向けるべきだろう。

「痴呆様行動」が「老人たちの心理・行動の延長」であるのに、なぜ今になって「問題」になったのか、疑問を投げかけている。「原因を脳に限定しない」とし、近年とみに強くなっている「痴呆様症状の原因が脳にある」という説（ほぼ一〇〇％脳原因論になりつつある）は「誤り」と断定する。では原因・誘因は何かというと、「生活の中に探る」必要があるとされる。特に、身体の不調（便秘など）には気を配るべきことが強調される。本質的原因として、日本医科大学リハビリテーション科の竹内孝仁教授（当時。著書に『医療は「生活」に出会えるか』（医歯薬出版、一九九五年）がある）が主張する「孤立」に共感する。「歩行困難による生活空間の狭まり」や「言語障害による人間関係の喪失」が引き金になる。

よくみられる「見当識障害」（場所や時間の感覚の混乱）は、「老人たちが「いま」と「ここ」での生活に、自分らしさや生きがいを感じられなくなっている」証拠であると述べる。「その人の生活史の中で作られた自己像や人間観、さらに世界観といったものが、痴呆になるか、ならないかに大きな影響を及ぼす」とし、「「病気」という特殊で異常な状態」というより「老いをめぐるもっと人間的な事態」であり、「痴呆の新たな定義」が必要だとの結論に至る。

三好氏独自の「痴呆の定義」が展開される。「痴呆とは、老いていく自分を認められないことが原因で、自然な老いや障害による機能低下や人間関係の変化などをきっかけとして生じる〝関係障害〟である」。注意点として、「老いていく自分を認めないということは、……社会一般や家族が老いた人を受容するかどうかに大きく関連している」とし、「関係障害の基本は、自分自身との関係障害（老いた自分に対する不適応）であり、そのことが家族や社会との間の関係障害を引き起こす」としている。「痴呆の経過」として、①老いた自分への不適応（否定）、②老いた自分のいる外的現実への不適応（否定）、③内的現実（過去の世界など）への移行、を挙げ、多くが①→②に移行し、中には③に至る人もいることを示唆する。③に至ると「現実的世界」との関わりを避け、「自足的な世界」（その多くが「過去」）へと回帰する。

ここまでは本人の立場から「痴呆」の問題をみてきたが、「〝関係〟の世界から老いの受容を困難にしている状況」を考えてみると以下のようになる。一つは、「世の中全体が「老い」を受け入れないものになってきている……日々の技術革新という変化＝進歩を主調とする世の中は、さらに時間の流れを速め、老人がついていけなくなっている」。二つ目は、「老いの意味をとらえられない家庭」の問題がある。「老人たちはここでも疎外されている」。三つ目として、「歳をとり、物忘れもし、おもらしもしてしまうようになった身体的自己」と付き合っていけるのかという自分自身との関係。「現実の世界を拒否し、痴呆の世界へと逃げ込もうとしないだろうか」。四つ目として、現実は益々「痴呆の世界」へと追いやっているという問題。

以上が三好氏による「痴呆論」だが、三〇年経た今日でもその指摘は古臭いどころか、さらに的確なものになっている。それほど現代世界における「認知症」の問題は深刻な状況である。三好氏が指摘している老人の自立（「自分で判断し、自分で方法を選択」）や老人＝弱者論の否定（「「弱いから」ということでなされる援助は、老人を受身的にする恐れがある」)は、今日の高齢者医療・福祉の本質をついている。高齢者は弱々しい存在だから守ってあげなくてはいけない、手厚い医療や福祉を提供しなくてはいけないという考え方に対し、高齢者も一人の人格として認め対等の関係で付き合っていかなければ、せっかくの「手厚い」公的支援も高齢者を守るだけの立場に止め、その主体性を奪うことになってしまう、と主張している。認知症高齢者と社会のかかわりについて考えた時、高次脳機能障害者にとって生活しやすい家庭や住みよい地域、生きがいある人々同士の関係は、そのまま認知症の方にもあてはまるのではないだろうか。

4　社会参加は自己実現への道

(1)「無縁社会」としての現代社会

高次脳機能障害を取り巻く社会の歴史、現状、未来について点検してきた。改めて、人が社会に参加することの意味を考えてみる。なぜなら今日、高次脳機能障害者のみならず、一般の多くの人々(特に若者)の中に、「自分は一人でも生きられる」と、社会との接点を絶ち、「個人主義」を貫いている人が多く見られるからである。「社会」という言語が死語になりつつある。現代は、あまり人と会わずひとりでいることの方が居心地がいい社会とされる。それは携帯電話やメール、ファミレス、ファストフード、コンビニエンスストアなどのおかげで、「誰とも交わらず、誰でもひとりで生きていくことが簡単になった時代」だからである。その結果、日本のいたる所に血縁、地縁、社縁の崩壊した「無縁社会」が生まれ、「無縁死」(「孤独死」「孤立死」)する人々が数多く発生すると警告されている(NHKスペシャル取材班『無縁社会』)。

その証拠として、千葉大学法経学部教授(社会保障論)の広井良典《よしのり》氏(現在は、京都大学こころの未来研究センター教授)は、著書『コミュニティを問いなおす――つながり・都市・日本社会の未来』において、OECD(経済開発協力機構)の報告(二〇〇五年)による「先進諸国における社会的孤立の状態」を表わすグラフを紹介している(同書一八頁)。米国を始めドイツ、イギリス、カナダ、韓国、イタリアなど、主に欧米諸国二〇カ国を選び、「総人口」と「低所得者」に分けて、「(友人や同僚など家族以外の者と)たまにしか会わない」「まったく会わない」比率が示されている。比較的高い数値を示す国として韓国、オーストリア、イタリア、ポルトガル、チェコ共和国、メキシコがある中で、日本は断トツに高く一五(総人口中)~一六(低所得者中)%を示している(ちなみに最も低いオランダではどちらも二%)。その結果「人と人との間の孤立度が極限まで高まっているのが現在の日本社会」と結論づけられている。

世の中の高齢者や大人のみならず、子どもたちまでが孤立していることを、二〇一五年二月一五日付『沖縄タイムス』の「遊び離れに「三間」の喪失――時間、空間、仲間変化」と題する記事は伝えている。時間＝「自由に遊べる放課後の時間が半減」、空間＝「空き地が減った。……学校は放課後、すぐに帰宅を促される」と述べられており、特に仲間の喪失が顕著とされている。「一週間のうち放課後に友だちと過ごした日が「〇~二日」とした子が四三%に上り、「〇日」の子も一四%いた」。その結果として、子どもの頃からのコミュニケーション能力やチームワークの欠如、として表れてくると考えられる。

「世界に冠たる孤立国」。私たちの社会はいつからこのようになってしまったのだろうか。かつての日本はどうだったのだろうか。例えば、二〇〇七年一一月五日付『読売新聞』に、「うつの家臣支えた尾張藩」と題する岩下哲典《てつのり》明海大学教授（当時）の記事が掲載されている。徳川御三家の筆頭、尾張藩（六二万石）の藩主の世話役（御小納戸《おこなんど》）が綴った『尾州御留守日記』によれば、御小納戸の勝右衛門が「うつ」（「引籠」「気鬱」）を生じた。一七八八（天明八）年正月元旦から三月半ば、たびたび「気分不快」で「引籠《ひきこも》」った。その間、突然の病欠や休暇を同僚が支え、参勤交代で名古屋を留守にしていた藩主（殿様）には届けずにいた。その後も同様な症状は続いたが、八月には藩主などの判断もあり、江戸屋敷の警備（軽微な仕事）に任命され、何とか乗り切れた。岩下教授は一連の経過について、「尾張藩役人の「うつ」を見ると、なんとか軽微な仕事をさせて、家の存続をさせたいと周りががっちりサポートしているのがよくわかる」とまとめておられ、「江戸時代の共生社会」を強調しておられる。

同じ江戸時代の「認知症」や「寝たきり」高齢者を取り巻く実態について、花園大学非常勤講師（当時）の根本治子さんが、論文「わが国における老いと認知症に関する認識――『官刻孝義録』から見た江戸期の高齢者介護」（『人権教育研究』第一九号、二〇一一年三月）で紹介している。一七八九（寛政元）年に老中の松平定信が各藩に命じて当時の高齢者介護の全国実態調査が行われ、一八〇一（享和元）年に刊行された『官刻孝義録』についてまとめた。それによれば、家人（主に男性）が介護しながら仕事を続ける場合が多く、それが可能なのは「近隣の協力が得られる」からということである。現代と江戸期の大きな違いは近隣との関係であり、江戸期においては「介護の社会化、外部化が成立」していたのであり、「介護を支えたのは地域力」と言える。これ以上家族で支えるのが無理と周りが判断したときは、役所に届け出る制度もあった。

それを裏付けるような記事が、二〇一五年一〇月四日付『毎日新聞』の〝余録〟に掲載された。

江戸時代、武家の男子は親の介護を積極的に担っていた。親族が病で倒れたときに、「看病断《ことわり》」という書類を出して休みを取った。故郷の父母の介護のため一定期間出勤を免除される「遠距離介護」もあったという。（中略）恩を受けた親を扶養し孝行することが何よりも美風とされていた時代である。親の介護は武家の当主の仕事と考えられ、公務より介護を優先する武士のことが『江戸時代の老いと看取り』（柳谷慶子著）に紹介されている。

同じ江戸時代における「注意欠陥・多動性障害（ＡＤＨＤ）」の扱われ方について、京都の精神科医・石坂好樹氏の著書『自閉症とサヴァンな人たち』に紹介されている。同書に、幕末に活躍した勝海舟の父である勝小吉が一八四三（天保一四）年に書き置いた『夢酔独言』が取り上げられている。生来乱暴者であった小吉は現在で言うＡＤＨＤと考えられ、一五歳の頃より関東から関西の津々浦々を放浪した。その旅の様子について石坂氏は、以下のように表現し、それぞれの「家の開放性が」人々の「生活の共同性を生み出す」と述べている。

満で一三歳の子どもが、一文無しで江戸から伊勢まで行き、浜松までもどり、再び伊勢まで行き、それから江戸に帰るまでの四カ月間、生き延びることが可能な世界が、江戸時代にあったことである。彼は乞食をしながら伊勢まで行くが、途中でなんどか病に倒れ、転落事故にも遭いながら、そのたびに助ける人が現れ、苦境を脱している。はなはだしくは自分の子どもになれとすすめて、衣食住を提供している。そうでない場合でも、乞食の少年を憐れんで、食事や金銭の援助をする。しかも、これらの人々は決して裕福な人たちではなかった。街道での日々の生活に餘念《よねん》のない人々なのであった(二五頁)。

同書には、昭和時代の戦中・戦後の頃の日本についても紹介されている。一九二二(大正一一)年に生を受け、「サヴァン、軽度知的障害、自閉症」として一九七一年までを過ごした画家の山下清の放浪について、没後の一九七九年に発刊された『裸の大将放浪記』を参考に述べている。一二歳の頃に入所した「精神薄弱者」施設八幡学園(千葉県)の療育方針は、「人各々《おのおの》、天分を有する、道は自然に法《のと》ふとも云ふ。自然に與《あた》へられたままその儘《まま》を本然の姿に生かして行けば、天下に無用のものなく、だめな人間といふものは無い筈である」、「踏むな育てよ水灑《そそ》げ」(戸川行男)というものであった。学園での生活で才能を開花させた山下清は、六年後の一九四〇年一一月～一九四三年五月、関東へ、一九四八年五月～一九五〇年一一月、東北・東海への旅に出る。石坂氏はこの旅について、「この放浪の旅は、勝小吉の東海道の旅を彷彿《ほうふつ》とさせる。……。江戸の人々の心根と大正から昭和初期にかけての人々の心根に通底するものがあった」(四〇頁)と述べている。そして、「人々への信頼感をはぐくんだことによって、彼の狂暴性や盗癖は跡かたもなく消えた。これは環境が自閉症者によい影響を与える格好の事例である」(四五頁)とまとめている。

(2)「社会的動物」としての人間

「人間とは社会的動物である」とはアリストテレス(紀元前三八四―三二二年)の言葉とされている。同様な意味でカール・マルクス(一八一八―八三年)も「フォイエルバッハに関するテーゼ」において、「人間的本質とは決して個別的な個人に内在する抽象物ではない。その本質においてそれは社会的諸関係の総体(Ensemble)である」と表している。確かに人(間)は、身体的にも精神的にも一人では生きることができない。そもそも「人間」という字が「人と人との間」と書くことから、他者との関係性の中で成り立つとされている。他者との関係性において、物事を考え、コミュニケーションをとり、労働に従事し、人間的成長を遂げていく、それが人の人たる所以《ゆえん》とされている。

だからこそ人は家族を作り、それは親族へと拡がり、地域共同体における村(ムラ)社会をつくり、あるいは同じ仕事仲間との共同体をつくっていく。これを広井良典氏は「コミュニティ」と呼び、『コミュニティを問いなおす』の中で、以下のような論理を展開している(「プロローグ――コミュニティへの問い」)。コミュニティとは、「人間が、それに対して何らかの帰属意識をもち、かつその構成メンバーの間に一定の連帯ないし相互扶助(支え合い)の意識が働いているような集団」とされる。日本の場合、都市化・産業化・市場化が進み、高度経済成長とともに、「家族」から「会社」、さらには「ニッポンというコミュニティ(〝日本株式会社〟)」が築き上げられてきた。しかしそれは結果的に〝閉じた集団〟になる傾向が強く、「人と人との間の孤立度が極限まで高まっている日本社会」という現実をもたらすに至った。

一方、現代は「少子・高齢化」の波の中で、一五歳未満の子ども（実際には減少している）と六五歳以上の高齢者を合わせた数が最も多い時代にあたる（約四〇％）。「子どもの時期」と「高齢期」はどちらも地域への〝土着性〟が強く、その結果現在は、「〝地域」との関わりが強い人々〟が一貫した増加期に入る、その入り口の時期」であり、コミュニティが重要な時代に入る。しかも、コミュニティとは、「内部」における関係性と同時に「外部」との関係性を有している。コミュニティは本来外部に対しても「開かれた」性格のものであった。コミュニティづくりとは実は「外部とつながる」要素を持ったものである。

同書の「ケアとしての科学――科学とコミュニティ」（二〇四―二二八頁）で広井氏は、「現代の病」は様々な慢性疾患や精神疾患とともに、心理的・環境的・社会的なものが主体となっており、高齢社会においてその傾向は増すとしている。戦後から高度成長期を経て最近まで一貫して進んできた「地域」とのかかわりの希薄化に対し、現在はかかわりをもう一度取り戻す時期である、と結論付けている。「コミュニティ」の視点に立った包括的ケアの観点を科学や医学の中に取り入れるべきことが強調されている。

しかしながら現実には、「現代における貧困は、絶対的な窮乏というよりは、むしろコミュニティからの阻害あるいは排除として立ち現れることが多い。特に日本の場合、それぞれのコミュニティ

(家族、会社などを含む)が、「閉じた小集団」となりやすいので、その外に置かれた人々は強い孤立状態に陥ってしまう」として、「新しいコミュニティあるいは関係性の構築ということが問われてくる」と解決の方向性を語っている(「問い直されるコミュニティ」二〇〇八年七月一二日付『朝日新聞』)。これからの社会にとって必要なのは、高齢者にとっても若い世代にとっても(開かれた)コミュニティづくりであると述べている。

なぜ「閉じた小集団」となりやすいのだろうか。広井氏はこの問題についても『コミュニティを問いなおす』の中で、現代日本においては、〝身内〟と〝他人〟に対する関係に大きな「落差」があり、同じ集団に属する者の間では過剰なほどの気遣いや同調性がある一方、集団の「外」に対しては無視や潜在的敵対関係さえも生まれることがあるとしている。閉じたコミュニティとも言えるものである。それを実証する例として、ヨーロッパなどの街と比較した、日本の都市(特に東京など大都市圏)にみられる以下のような現象が提示されている。

① 見知らぬ者どうしが、ちょっとしたことで声をかけあったり、挨拶をしたり会話を交わしたりすることがほとんど見られない。

② 見知らぬ者どうしが道をゆずり合うといったことが稀であり、また駅などでぶつかったりしても互いに何も言わないことが普通である。

③ 「ありがとう」という言葉を他人どうしで使うことが少なく、せいぜい「すみません」といった、謝罪とも感謝ともつかないような言葉がごく限られた範囲で使われる。

それとは対照的に、現代日本においては、見知らぬ人に対しコンビニやファストフード店における店員が最も声をかけている事実、が指摘されている。その事実により、「貨幣を介した一方的関係しか存在せず、……一個の独立した個人である、という感覚が非常に希薄である」と結論付けられている(以上、三〇―三七頁)。人間が「社会的動物」である以上、日常的には個々の生活を営みながら、社会生活においては見知らぬ人であっても、互いに声をかけあい、助け合い、心を通じ合わせながら生活していくのが「独立した個人」のあるべき姿である、と広井氏は語っているのだ。

「戦後から高度成長期を経て最近まで」における人々の関係の希薄化への過程について、私自身の学生時代(一九六〇年代後半～一九七〇年代)の経験を紹介する。そこには、まだ「ＡＬＷＡＹＳ　三丁目の夕日」や「寅さん」の世界が現実に存在していた。

(3) かつて「集団が外部に開かれていた時代」があった

一九四九年生まれの私は、「団塊の世代」とも称され、戦後最も人口の多い世代として、受験や就職など行く先々で競争を強いられた存在でもある。一方、周辺には里山や田畑が在り、「探検ごっこ」や「レンゲ摘み」を近所の子どもたちと楽しみ、川ではメダカを掬《すく》ったり、ドジョウを手づかみしていた。夕方になると、近所の竹藪《たけやぶ》に集まるスズメを生け捕り(薄暗くなると鳥は動きが鈍くなることで「鳥目」という言葉を身をもって体験した)、夕食のおかずに自宅へ持ち帰ったこともある。

季節ごとに地区の「花見」や「運動会」「ソフトボール大会」「日帰り旅行」などが年中行事として

行われていた。亡父が〝山口醫院〟を開業していたこともあり、二、三カ月に一度は地域のおとなたちが集まり、互いの健康や家庭のいざこざ、子どもの教育、住み良い街をどうつくっていくのか、などのよもやま談義も持たれていた。佳境にさしかかると、必ず持ち寄った手料理を広げ、互いの酌で一杯機嫌となり、誰からともなく隠し芸が披露され、それを見るのが、テレビも無い時代の幼い私たちにとって何よりの楽しみの一つだった。一九五〇～六〇年代、まだまだ「農村型コミュニティ」(広井氏)が健在だった。

一九六〇年代の終わり頃、私は大学受験のために、長崎市郊外のその土地から旅立った。その際の光景が今もありありと瞼《まぶた》に浮かぶ。市内の公立高校卒業を間近に控えた私は、長崎から京都へ向かう寝台列車の中で、ある京都在住の学生と一晩席を同じくした。当時(一九六八年一月)アメリカの原子力空母エンタープライズの長崎県佐世保への寄港に対し、全国から多くの学生や市民が「日本の核基地化」反対のために九州に来ており、彼もその一人で、しばらく佐世保に滞在しての帰りだった。

私より数歳年上の彼は、社会問題について全く無知であった私に、世界のこと、日本のこと、教育問題など、多くの話題を提供してくれた。高校時代に全く知らされることのなかった様々な事実、考え方にふれた私にとって、彼は一夜のうちに頼りがいのある兄となり、教師となった。翌朝、終着駅の京都でともに下車し、あらかじめ定めていた左京区の銀閣寺近くの下宿まで、彼は一緒に市内電車に乗り、重い受験参考書を運んでくれた。「また会おう」といって別れた彼との一晩だけの出会いは、その後の私の人生にとって、いつも鮮烈に思い出される体験となった。

それは確かに、これから一人で異郷の地へ赴く心細そうな受験生と、社会運動に参加した直後の心熱き学生、という二人の出会いがそうさせたのかもしれない。しかし、その後の学生生活（一九七〇年、長崎大学入学）においても、常に当たり前のようにそうした出会いは存在した。おそらく私だけが例外ではなかったであろう。

私は学生時代の時間の多くを旅に費やした。それは南国の過疎化した孤島であったり、山奥深い廃村寸前の人里であったり、北の果ての氷に閉ざされた半島の番屋（漁のために地元の漁師が寝泊りする小屋）であったりした。彼の地に住む人々と心の交流を求め、また目的地へ辿りつくまでの車中のふとした出会いを求めて、四季折々の各地を歩き回った。学生時代のことで、あらかじめ宿を予約するわけではない。豊富な所持金があるわけでもなかった。幅広のリュックにテントや炊事道具や少々の食糧をつめこみ、長崎駅のホームを旅立つのが常だった。別に期待していたわけではないが、行く先々で大抵、「どこに行くの？」とか「きょうはどこに泊まるの？」といった声がどこからともなくかかり、結局、「泊まるところがないんだったらうちに泊まりなさい」ということになる。リュックを広げ、夕食の準備をしていると、「夕食、よかったら一緒に食べましょう」と、食事にも誘ってもらうことが常であった。長崎へ帰り着いたら必ず礼状を出し、その後は年賀状をやり取りした。時に、旅先が台風に見舞われたとのニュースを聞くと、すぐに安否確認の手紙を認《したた》めることもあった。

車中でも次のような体験が日常茶飯だった。今ではほとんどみられなくなった夜行列車の四人座席で、否応なく他人同士対座せざるを得ず、一夜を過ごすことになる。当初は気まずい思いをしながらも、四人のうち誰かが弁当を開き、「ワンカップ大関」や「トリスウィスキー」を取り出すことをきっかけに対話が始まった。互いにおかずをつつき合いながら家族の話をしたり、酒を満たしたコップを回し飲みしながら人生を語り合う頃には、既に肉親以上の親密感を抱くようなっていた。別れる際は必ず「一度私の家に寄ってください」と住所・氏名を教え合うまでになっていた。結局、再度出会うことはなかったが、何かの折にふと思い出し、無性に懐かしく感じることもある。

車内には時に「寅さん」みたいな人がおり、大声で口上を披露し、彼を中心に話の輪ができることもあった。同じ座席の人たちで「歌声喫茶」よろしくフォークソングやロシア民謡を唄っていると、他の座席からも歌声が聞こえ、互いに歌合戦になることもあった。

近隣の人であろうとなかろうと、何かの縁によって出会う機会があれば、互いに顔の見える関係となり、相手がどのようなことを考えて生きているのか、これから何をしようとしているのか確かめ合うのが、一九七〇年代のあたり前の光景だった。全く見ず知らずの間柄であっても、一日のうちに一晩のうちに、師となり友人となり、「世の中ってなんて暖かいんだろう」「人間ってどれほど素晴らしいんだろう」と思わせてくれる出会いが、現実のものとしてあった。

どうして今日の日本社会において、人々の関係がこれほど希薄になってしまったのか、を考えてみる必要があろう。広井氏は著書の中で、「〝身内〟つまり顔見知りの集団の中での凝集度が高い行動様式や集団のあり方が求められると同時に、それは外部との交渉の比較的少ない」「〝外〟のものに対する潜在的な排他性が伴う」ところの〝稲作の遺伝子〟とも呼ぶべき要因に求めている。また、「〔都市の中に会社や家族というムラ社会を作ってきた）日本固有の都市構造による」ものと分析している。それに対して、私自身は自らの体験から、一九八〇年代以降の人々の関係の変化の一つは、多くの電車が四人座席から二人座席に変わったことに象徴されているような気がする。特に夜行列車などを利用しての旅行の際、人が対面して座り互いに顔が見える関係にあったかつての状況と、二人が一方方向を見て座っている今日の状況では、自ずと関係が変わり、ふだんの私たちの考え方にも大きく影響してきたのではないだろうか。

それに加え二〇〇〇年代以降は、携帯電話（メール）やスマートフォンなどのＩＴ機器の普及も無視できない。互いに顔を見なくても、どんな時間でもボタン一つで連絡がとれる関係は、一見便利には見えるが、人々にどのような心理的変化をもたらしているだろう。最近よく見られる光景として、電車内の乗客の半分以上がスマホなどを手にして画面を見つめている様子がある。互いが席に座りながら一斉にスマホを見ている風景は、極めて奇妙で寒々しい感じがするのだが、それをおかしいと感じなくなりつつある（当たり前の風景になる）ことに、また恐さを感じてしまう。たまに一杯気分で終電車に乗った時など、横並びで座席に座っている人々のほぼ全員が携帯やスマホを手にし、ただ一点を見つめつつ指を細かく動かしながら、黙々と電車が発車するのを待っている雰囲気には、何ともいえない孤独感や恐怖感さえ覚える。文明の利器は、利便さの一方でこのような風景を当然のごとく受け入れる社会を、私たちにもたらしてしまった。

（4）生きる充実感を求めて

ニューヨーク大学ラスク研究所(ラスクリハビリテーションセンター)において作成された〝神経心理ピラミッド〟(第一章図1)では、ピラミッドの頂点に「受容」「自己同一性」が掲げられている(二〇〇八年九月以前は「自己の気づき」であったが、同年九月以降に変更された)。「高次脳機能障害」に対する神経心理学的リハビリテーションのゴールに位置し、「脳損傷者が限界を穏やかに受け止め、正しい選択ができるようにする。これによって彼らは人生を生きるに値すると感じるだろう」との注釈が付けられている。「受け止め」や「生きるに値する」実感は、何よりも当事者自身が社会参加し、社会の一員となって始めて得られるものと思われる。「ゴール」とはすなわち社会参加と言っても過言ではない。

一方、社会参加を果たした人たちの実情には厳しいものがある。認知リハビリ終了後社会復帰している人たちの実情を知るべく、「リハビリ終了者(就労者)の会」に参加している人のうち二〇名に対し、アンケート調査を行った(二〇一二年一二月)結果、浮き彫りになったことがある。二〇名中、就労を続けているのは九名だが、うち二名は近々退職を考えている。その他二名は就労できていたが数カ月前に退職した。残りの九名は全く就労できていない。就労を継続できている人も、「周囲から怒られ自殺を考えた」、「人間関係に悩む」、「自主退職するよう仕向けられている」といった感想や経験を持っている。退職したり、退職を考えている人の場合、「仕事をさせてもらえない」、「仕事がない」と感じた(感じる)ことが多いようである。就労できていない事例では、県(府)の障害者自立センター、小規模作業所、デイサービスなどに通所している人もいるが、残りの人は自宅での生活のみに終始している。その多くが、「就労先の少なさ」、「社会的サポートの不足」、「相手にしてもらえない」という孤立感を感じている。人間誰しも、何らかの形で社会とつながりたいと考えている。つながる手段が絶たれてしまい、「自分は必要とされていない」と感じてしまう彼らの喪失感は想像に難くない。

二〇一六年四月より施行されている「改正障害者雇用促進法」によって、ただちに高次脳機能障害者にとって働きやすい職場が整備されるとは思われないが、当事者が声を発することで改善されていくことが期待される。障害者を雇用する事業者に対し、障害者が働く上での支障を改善する「合理的配慮」が求められている。高次脳機能障害者に対する「配慮」とは難しい問題であるが、今後取り組むべき重要な課題でもある。現実は厳しくても（それは、現代社会が一般の人々にとっても極めて生きづらい社会になっていることの証左でもある）、どのようなかたちであれ、社会参加を実現することこそ、自己実現への道である。

人は決して独りで生きているわけではない。人は、「つながり」の中で自分の存在や役割を感じてはじめて生きていける。大切なことは、必要としてくれる人がいること、そして必要としてくれる場所があること。人と人との「つながり」は、〝家族〟でなくとも、〝会社〟でなくとも、〝故郷〟でなくとも、新しく築いていくことができる。以上は、現代社会における、特に人々の孤立の問題をレポートしたＮＨＫ取材班による集大成の書『無縁社会』の、最終章とも言うべき「無縁社会から結縁社会へ――新しい「つながり」を求めて」の結論の部分である。

これはそのまま高次脳機能障害当事者にとっても真実である。「はじめに」で紹介した「一杯のコーヒー」は、一日の仕事の後、ゆったりした気分でコーヒーを飲むことに幸せを感じるのみならず、コーヒーを飲む前の「働ける」「働く場がある」「ともに働く仲間がいる」ことに、生きる充実感をしみじみと味わっているのだと思われる。

●第三章に関する引用・参考文献

山口研一郎「重度高次脳機能障害の治療とケア――二五名の方へのアンケート調査を参考に」(『難病と在宅ケア』第二〇巻第四号、日本プランニングセンター、二〇一四年七月)

大橋グレース愛喜恵「二つの難病と見えない障害」(同右所収)

三好春樹『イラストエッセイ　老人の生活リハビリ』(医学書院、一九八八年)

NHKスペシャル取材班編著『無縁社会』(文春文庫、二〇一二年)

広井良典『コミュニティを問いなおす――つながり・都市・日本社会の未来』(ちくま新書、二〇〇九年、第九回大佛次郎論壇賞受賞作)

石坂好樹『自閉症とサヴァンな人たち――自閉症にみられるさまざまな現象に関する考察』(星和書店、二〇一四年)

小松攝郎訳編『マルクスのことば――世界を動かす思想』(現代教養文庫、一九六六年)

◉コラム３

元騎手・常石勝義さんの苦闘と希望

高次脳機能障害について、様々な観点から論評を試みてきた。あまりにも多くの課題があり、ややもすれば重圧に押しつぶされそうになる。実際に、同障害を抱えた人たちはどのように過ごしているのか、同障害を持ちながらどのように生きているのか、気になるところである。私が高次脳機能障害を有する人たちと付き合い始めて、早一八年の歳月が経った。その間、接した一一〇〇名に及ぶ同障害の人々には一一〇〇通りの人生があり、苦闘や努力がある。そのすべてを紹介することはできない。

その人々を代表して、常石勝義さんを紹介したいと思う。常石さんの、他の人とは少し違った境遇や生き方を紹介する中で、高次脳機能障害を有しながら、新たな人生へ羽ばたき始めている彼の生き様を知り、同障害を改めて見つめなおす機会にしたい。同時に、彼自身から力強いエネルギーを得ることができる。そこには常にお母さん（由美子さん）との二人三脚がある。高次脳機能障害を有する方の家族の苦悩も浮き彫りになり、その受け留め方、解決策についても参考になるはずである。

私は、ある新聞記事を通じて常石さんを知った。二〇一一年二月九日の『読売新聞』（夕刊）に、一〇月開催予定の第一回大阪マラソンに挑戦するため走り込みを続ける大写しの写真と、二〇〇七年阪神競馬場での引退式で花束を持つ常石さんの腕を支えて高々と揚げる武豊騎手とのツーショットの写真が掲載されていた。三三歳の「元騎手」と紹介されており、しばらくの間、ファイルに保存していた。それから五年後、二〇一六年三月に高槻において開催された支援普及事業が主催する講演会の場に常石さんとお母さんが参加された。会場で声をかけていただき、休憩室で話をお聞きし、交流会の場でも語り合うことができた。その二カ月後にお二人はクリニックを訪問され、さらに交流を深めることになった。

1 名ジョッキーとしての活躍

現在四〇歳になる常石さんは、一九七七(昭和五二)年八月、大阪府泉南郡岬町において生を受けた。幼少期より小柄だった常石さんは、小中学校を通じて常にクラスで最前列に立つ存在で(「いつもプラカードを持たされていた」と由美子さんは話された)、中学校卒業時、身長一四三センチメートル、体重三八キログラムだった。反対に大柄な兄が、元ジョッキーの福永洋一騎手が活躍していた頃のドキュメンタリーを見ていて、「小柄な勝義は騎手になったらいい」とポツリと言ったそうである。

それまでの常石さんは小柄ながらラグビー部やバスケット部に参加し、馬とは無縁な生活を送っていた。ただ、クラブの合宿や遠征で家族と離れて生活する経験が重なり、自立した生活が送れるようになった(このことがその後の競馬学校での生活におおいに役立つ)。一九九三年三月、中学校卒業を控えた常石さんは、競馬学校への入学を目指した。入学試験に同行した由美子さんは、来ている生徒たちをみて、「これは無理だ」と思ったそうだ。なぜなら、ほとんどの受験生が馬の調教師や騎手の子弟であり、馬と関係のない生徒は常石さんだけだった。それでも、これまでのクラブ活動などの実績が認められて入学の許可がおりた(同級生に元騎手福永洋一氏の長男祐一さんがいた)。

競馬学校は一般の高校にあたり、三年間在籍した。千葉県内にある宿舎での集団生活を続けながら勉学に励んだ。三年間一度も自宅へ帰ることなく続けられる生活も、中学校時代クラブの合宿を多く重ねてきた常石さんには耐えられた。中には耐えられず中途退学する生徒もいた。学校では馬の世話をしながら、その生態を学ぶことはもちろん、馬術に関する法律なども教科に加えられた。技術的なことよりも精神力や社会性を身につけることが重んじられた。こうして三年間はまたたく間に過ぎた。

一九九六(平成八)年三月、一八歳の常石さんは、ついに念願の騎手としてのデビューを福永祐一騎手らとともに飾った。当時は、女性三人の騎手デビューもあり武豊騎手の活躍もあって、女性のファンも増え、日本中央競馬会(JRA)始まって以来の盛り上がりを見せていた。初めての競馬レース出走は三月一日だったが、常石騎手はデビュー後三カ月で一一勝という驚異的な成績を上げた。輝かしいデビューを飾って半年が経った八月四日、小倉競馬場において競馬中、落馬事故に遭遇した。コースの三コーナー付近の強い曲線の所で、自身の馬の足が直前を走行中の馬の足にひっかかりバランスを崩した。頭部を打撲し、小倉記念病院に搬送され、「脳挫傷」との診断がくだされた。

回復は早く一カ月で退院した。一一月の復帰戦で、ビックバイアモン騎乗予定で挑戦しようと準備したが、軽い左片麻痺と左足のふるえを見届けた調教師は、再延期を決定した。頭部の外傷は、柔道やボクシング、アメリカンフットボールなどでも問題になるが、一回目より二回目が重度になることがある。当分の間の待機が命じられ、やっと復帰できたのは翌年の一月だった。その後の常石騎手は以前にも増して華々しい活躍を遂げ、多くの競馬レースで優勝を手にした。一流の騎手として注目される存在にな

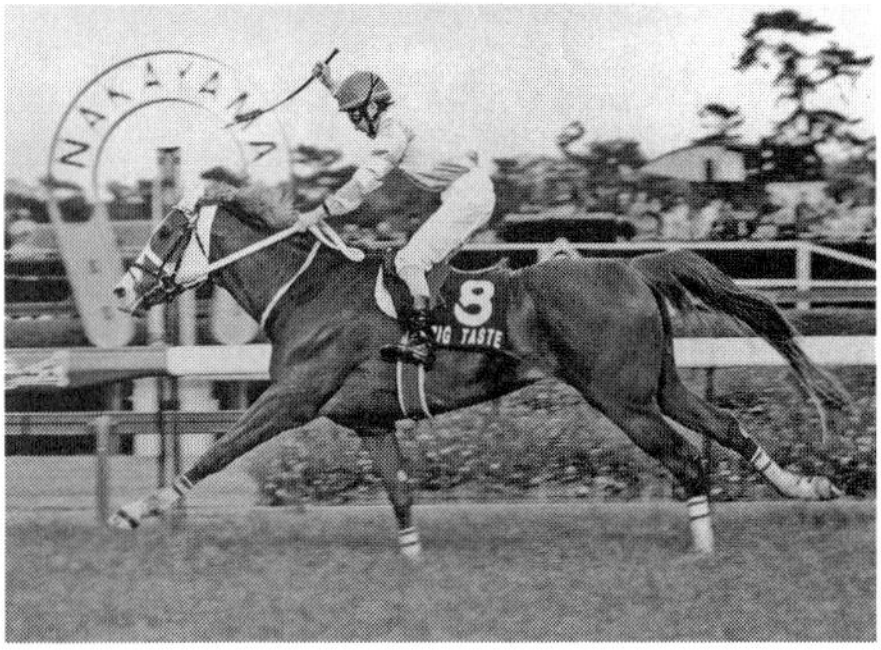

図1　GIレース「中山グランドジャンプ」にて優勝(2003年4月19日．写真提供：JRA)

った。中でも輝かしい記録として残ったのが、二〇〇三年四月一九日のＧⅠレース「農林水産省賞典・中山グランドジャンプ」だった。

　常石騎手は平地レースとジャンプレースに参加していた。一般に騎手は、二つのライセンスを持っており、両方に参加する人もいるが、武豊騎手のように平地のみに専念する人もいる。ジャンプレースは危険性も高く、両方への参加を躊躇する人もいる。常石騎手はジャンプレースの方がより馬と一体となって技術を発揮できると感じていた。

　この日の常石騎手は、人馬一体となった競技を展開した。当日の馬はやや気性が激しく扱いにくいとされていた。常石騎手はあまり無理をせず、三〜四番手あたりにつけていた。最後のコーナーに差し掛かったところで、馬が「ちゃんとつかまっとけよ」と叫んだような気がした途端猛スピードで駆け出し、みるみるうちに一番手に躍り出てそのままゴールインした(図1)。レコードタイムでの優勝だった。その後も新馬からずっと手綱を取っていたオースミコスモ号をＧⅢレース「関屋記念」で優勝させるなど、順風満帆を遂げていた常石騎手に魔の日がやってきたのは、それから八年後のことであった。

2　騎手と重度の障害

二〇〇〇年代に入り私は、一九九五年七月、常石さんと同じ小倉競馬場でのジャンプレースにおいて落馬し、脳損傷により身体障害(肢体一級)や高次脳機能障害を生じた北川和典さん(当時三〇代前半)を担当したことがあった。一九六八年三月生まれの北川さんが落馬事故を起こしたのは二七歳の時だった。その後、主には身体のリハビリに励み、私と出会った頃は杖をつきながら自力でやっと歩ける程度だった。根っから剽軽者《ひょうきんもの》の彼(高次脳機能障害がそうさせていたのかもしれない)は、鹿の着ぐるみを着てクリニックで催されるクリスマス会に参加し、全員に馬のひづめで作った置物をプレゼントしてくれた。私の手もとには今も大事にとってある。そんな彼の記憶は一分も持続することはなかった。ある時の私との会話は以下のような具合だった。

山口「おはよう。よく来ましたね」
北川「おはようございます。ところで、先生の名前は何て言うのですか？」
山口「山口と言います。よく覚えておいてください」
北川「山口さんですか。覚えやすい名前ですね」(しばらくして)「さっき聞いたはずなんだけど、もう一度先生の名前を聞かせてください」
山口「山口研一郎です」
北川「いいお名前ですね」(しばらく経つと)「先生の名前、何でしたっけ」

こういう会話が延々と続く。お母さんの実恵さんは毎日何十回となく同じ事を聞かれて疲れてしまうと、私に語っておられた。

「はじめに」で紹介したように、北川実恵さんのお世話で、「若者と家族の会」結成後初の行事として一九九六年五月、ＪＲＡ栗東トレーニングセンターを当事者や家族で訪れた。センター内の散策や馬との触れ合いの後、休憩をかねて事務所に案内された私は、そこで意外なものを目にした。壁にかけられたホワイトボードいっぱいに、最近一年間近くの月、日と競馬レース名が書いてあり、その下に所狭しと多くの騎手の名前と外傷名が書き連ねられていたのだ。

それを見た私は実恵さんに、「競技のたびにこんなに多くの人が怪我をされるんですね」とお聞きした。実恵さんは、「そうなんです。競馬っておそらく最も危険なスポーツの一つでしょう。だから、騎手はあらかじめ障害保険をかけておくことはできないんです。労災の適用もありません。打撲や骨折、いろいろありますけど、うちの息子のように頭の怪我の場合は選手生命にかかわります」と説明してくださった。

私は、それより四年前の一九九二年五月、当時栗東町で獣医師を営んでいた高校時代の生物部の後輩との縁で、天才と評判の高かった元騎手の福永洋一氏宅を、交通事故後重度の障害を持ちながら高槻市内の自宅で在宅療養を送るＭさん(当時二一歳、女性)とご家族同伴で訪れたことがあった。

福永氏は、一九六八年三月(一九歳)のデビュー後、新人賞、連続九年間のリーディング・ジョッキー、特に一九七六年から三年間の連続一〇〇勝以上を実現し、中でも七八年は一三一勝と年間最多勝の日本記録を達成し、驚異的な成績をあげた。競技においても人生においても家庭生活(一九七六年結婚後、二児が誕生。その時二歳だった祐一さんは、一七年後の九六年三月一九歳で騎手デビュー)においても絶頂期であった七九年三月(福永氏三〇歳)、運命の落馬事故に遭ってしまった。強度の頭部打撲による脳挫傷、脳内出血に対する開頭手術後、奇跡的に命を取りとめ、その後少しずつ意識を回復していった。翌年の七月、当初から入院中であった関西労災病院へ、脳障害児の治療に画期的療法を開拓した来日中のグレン・ドーマン博士が診察に来てくれたことをきっかけに、「ドーマン法」を受けることになった。その後三度の「アメリカへの旅」も実現した(伊豆百合子著『奇跡信じて』参照)。

私が自宅を訪れた際は、在宅でのリハビリに励んでおられた。妻の裕美子さんや、義父の北村達夫氏が主な「先生」であった。自宅の敷地内に訓練室が併設されていた。室内に通された私たちは、馬をかたどった木製の乗り物に自力でまたがり手綱を引いたり、壁に立てかけられた高さ三メートルほどのハシゴを自力で登る福永氏の姿に、一三年間の苦闘と努力の成果を目の当たりにした。昼食時、自らカレーライスをほおばる福永氏であった。

一九九六年四月の『毎日新聞』は、JRAの補償規定では一日あたり八〇〇〇円の休業補償があるが、三年で打ち切られる場合があることを伝えていた。それに対し、福永氏のご家族が競馬会に掛け合い、「終身補償」を勝ち取ったことが付け加えられていた。

3　落馬事故による重度脳損傷からの生還、リハビリテーション

常石さんの一度目の落馬からちょうど八年後の夏、二〇〇四年八月二八日、同じ小倉競馬場だった(「小倉競馬場は僕が最も好きな競馬場なんです。はやる気持ちを抑えられなくなってしまうんでしょうか」と常石さ

んは私に語った)。その日も、平地レースとジャンプレースの二つをこなす予定で参加した第九レース「豊国《とよのくに》ジャンプステークス」で、魔の瞬間を迎えてしまった。障害物を越えた途端、人馬ともに転倒し、常石騎手は前へ投げ出された。着けていたヘルメットは割れていなかったが、頭部に深刻なダメージが及んだことが予測された。再び小倉記念病院に運ばれ、頭部CTなどの検査によって最重度の脳挫傷による脳内出血(右被殻《ひかく》部)、くも膜下出血、びまん性軸索損傷、硬膜下血腫が判明した。脳保護のために、筋弛緩薬の使用により呼吸を止めて人工呼吸器の管理下に置かれた。体温を三二度以下に下げる脳低温療法も行われた。その結果、約一カ月間意識不明の状態が続いた。

二カ月近くの急性期治療を終え、地元の小倉リハビリテーション病院に転院の上、リハビリを実施した。転院時の状態は、言語理解はほぼ可能だが自発言語はなく、ささやくような発声がみられた。左上肢の徒手筋力テスト(MMT)は3〜4/5(軽い抵抗だと全可動域を動く)、下肢は2〜3/5(抵抗を与えなければ全可動域を動く)と、左不全片麻痺がみられた(二〇〇四年一〇月四日付小倉記念病院報告より)。

小倉リハビリ病院の浜村明徳院長(当時)は、私自身が長崎大学病院脳神経外科に勤めていた一九八五年頃、国立療養所長崎病院の副院長をされていた方で、私も随分「リハビリとは何か」について教えていただいた。リハビリ医学に造詣が深く、離島を数多く有する長崎県において、独自のケアネットワークを形造られた方でもあった。「坂の街」長崎において、一度在宅に戻ると一歩も外へ出られない障害者の問題は深刻だった。そこに目を付けた浜村医師らのグループは、さっそく「長崎バリア・フリー斜面研究会」を立ち上げ、解決の糸口を探った。当時、画期的、創造的リハビリを提唱していた全国地域リハビリテーション研究会(「リハビリテーション」の前に「地域」とつけたのも、「リハビリは病院の中だけで行うものではなく、住み慣れた家や地域に戻り、円滑で生きがいのある生活が実現できてこそ目的を達する」との発想からだった)の世話人も、大田仁史先生や竹内孝仁先生らとともにつとめていた。

この会から、理学療法士(PT)の三好春樹氏らによる「生活リハビリ」(三好氏の高齢者論については本書一五四―一五七頁に紹介)、当時PTで現在NTT東日本関東病院リハビリ科部長を務める稲川利光医師による「ET=エンターテイメント・セラピー」という新語も生まれた(「心が動けば体が動く」の呼びかけで、それまでつらいものとされていた運動・理学療法にレクリエーションの要素を取り入れ、楽しみながら体の回復をはかった。例えば、風船バレーで風船に向けて両手を高く掲《かか》げる、また空き缶ボーリングで片麻痺の人がボールをころがすために腰を浮かせようとする)。

小倉リハビリ病院には、同じ国立療養所長崎病院で作業療法士(OT)をしていた宮岡秀子さんも赴任しておられ、浜村院長との協力でユニークなリハビリを展開されていた(二〇一一年五月、大牟田市で行われたシンポジウム「高次脳機能障害」に講演者として私が招かれた際、宮岡さんと約二五年ぶりの再会を果たした)。

小倉リハビリ病院での経験を、「高次脳機能障害のことをよく分かってくれていた」と、常石さんはふり返っている。左片麻痺、左半側空間無視のある常石さんに対し、担当のPTは歩行訓練の際、わざと左側の平行棒を手の届かない所に設置した。まず常石さんに、左側の平行棒を探させた。何度も同じことを繰り返していると、左側の平行棒の存在に気付き、カニ歩きをして棒にたどり着くことができた。左方向へ注意を向けるための訓練であった。歩行時わざと左前方に人を立たせておき、その人に注意を向けながらぶつからないように進んだり、すれ違った時に挨拶をするように仕向けた。すべてが脳をしつかり使いながら行動するリハビリであった。こうしてリハビリの場面でも、実際に日常生活に戻ることを想定して進めていくことが試みられた。それは食事時など入院生活全般にわたり貫かれた(これに関連して、同じ左半側空間無視を生じた言語聴覚士の関啓子さんも、対策として「リハビリ室だけでなく、実生活での歩行訓練が重要」と述べている。本書五一―五三頁参照)。

リハビリには、元保育士だったお母さんの由美子さんも協力した。特に、高次脳機能障害の一つである発語や書字を重点的に受け持った。例えば、院外から常石さんに電話をかけ、由美子さんはあまりしゃべらず、本人にしゃべらせることを試みた。会話の促しには、騎手仲間や調教師の家族も協力してくれた。書字では、最初は丸しか書けなかったが、徐々にひらがな、カタカナ、ローマ字の混じった簡単な文章も書けるようになった。

二カ月間の小倉の地でのリハビリを終えた常石さんは、一一月下旬には京都市立身体障害者リハビリテーションセンターに入所した。そこで身体や言語のリハビリを実施した後、二〇〇五年三月に自宅へ戻ることができた。日常生活を送りながらの新たなリハビリが始まった。それは失敗の連続であったが、由美子さんとの共同作業でもあった。

4 障害者馬場馬術への挑戦

三月以降、常石さんは済生会滋賀県病院(栗東)へ通院した。脳損傷後のてんかん発作に対する薬物療法が主な目的であったが、もう一つはＪＲＡの取り決めで、競技中の事故に関する後遺障害等級の評価を得るためでもあった。五月まで通院した時点で、医師は「身体障害」は証明してくれたが、「高次脳機能障害」について十分な評価がなかった（その後、高次脳機能障害に関して精神障害者保健福祉手帳の二級と認定。一方、身体障害者手帳については当初六級と認定され、後述の「むれやま荘」で身体障害再検査の結果、四級と再認定される）。そのことがその後の後遺症に対する補償額にも影響する。

四月からリハビリを兼ねて三たび乗馬に挑戦した。そのために、栗東ホースクラブや水口《みなくち》クラブ（滋賀）に属し練習を重ねた。乗馬の勘を取り戻すことにそれほどの時間はかからなかったが、スピードを争う競技は難しいことが明確だった。待っていたのは、二〇〇六年引退という厳しい現実であった。その後、住居がある滋賀県内で高次脳機能障害に理解のある「むれやま荘」に三年間通所した（二〇〇八年一一月滋賀で行われた「高次脳機能障害研修会」に私が呼ばれた際は、県立むれやま荘内の「高次脳機能障害支援センター」が主催者で、職員の方も数多く参加していた）。精神障害者対象の「なかよし作業所」にも通所し、現在は聴覚障害の方が通う「みみの里」において、時給五〇円の作業に就いている。

この間も馬に乗り続け、障害者馬場馬術に挑戦した。きっかけとして、二〇一二年から全国障害者馬場馬術大会への参加を始めた。夢は二〇二〇年の東京パラリンピック大会へ出場することであり、強化選手に選ばれることである。その後は、馬に乗る技術を活かした職業で「馬上インタビュー」という、競馬の優勝選手に対し、馬に乗ったまま競技場内でインタビューをする仕事も選択肢の一つである。高次脳機能障害のある常石騎手にとって、障害者馬場馬術は途方もない冒険に違いない。しかも馬術競技（演技とも称される）は完璧さが求められ、オリンピックの強化選手ともなると満点中六〇％以上の成績が必要になる（二〇一六年一〇月末に行われた大会では五五％前後だった）。

実際の大会では、大きく二つの競技を披露する。一回目は「グレードⅣチャンピオンシップテスト」

であり、二九通りの演技が行われる。しばらく時間をおいての二回目は「グレードⅣチームテスト」になり、二八通りの演技を行い、終了になる。二〇メートル×六〇メートルの長方形の馬場でそれぞれ五分三〇秒ほどだが、その間に計五七通りの演技を行うことになる。五七通りの中には、数十通りのコースが設定され、進み方も「中間常歩《なみあし》」「中間駈歩《かけあし》」「中間速歩《はやあし》」「尋常駈歩」「尋常速歩」「収縮駈歩」「収縮速歩」と七通りが設定されている。これらの動作を馬と呼吸を合わせながら定められた通りに行う。各動作が評価の対象となり、一〇点(優秀)〜〇点(不実施)の一一通りの点数が付けられる(「チャンピオンシップ」は満点が三五〇点、「チーム」は三四〇点)。

何十通りもの動作の組み合わせを覚え実行することは、一般の人にもかなり困難である。ましてや、記憶障害のある常石騎手にとって至難の業と言える。しかも彼には左半側空間無視があるため、コースをたどる際の指標となる標識が十分目に入らず、無視した動きを取ることもある(そのために十分な大きさの円が必要な時、小さく回ったり、楕円形になってしまうことがあり、減点の対象になる)。

朝は、紙上で競技の順に図を描くことから始まる(図2は、コースを覚えるために自らつくったもの)。図が描けなければ実際の演技もできない(競技内容はランクが上がるにつれ変更される)。しかし、その後の手綱さばきや鞭の使用、「走れ」「止まれ」の動作は実際の馬場でなくてはできない。そのために週一回、馬場へ出向き愛馬「明英《めいえい》」(三〇歳の雌馬、図3)に乗って練習を始める(「明英」は常石騎手の所有ではなく、乗馬のたびに高額な料金が必要)。実際に馬に乗ってコースを回る様子を見ていると、彼はこれから行う動作を常に言語化していることに気付く。「中間常歩! 左へ直径一〇メートルの輪《わ》乗《の》り!」といった具合。記憶障害と共に空間認識の難しい彼が、それを言葉で表現することによって補うのは、本書でも紹介している上田敏先生のアドバイス(本書一三―一四頁)を実践していることになる(上田先生は一八歳の頭部外傷後の女性の例を通じて、仕事の手順を言語化することの大切さを強調されている)。

常石騎手のように高次脳機能障害を有する人の多くが、右大脳半球に損傷を受けている。右大脳は「芸術脳」とも称される通り視覚的領域であり、空間認識や位置覚、三次元的な立体知覚に関与している。従って、馬術のような移動や回転を要する競技は、右脳損傷者にとっては最も不向きである。対策としては障害を受けていない左脳を上手に使う。私たちは日常臨床において、左脳を障害された失語症の患者さんの中に、絵を描いたり、陶芸を始めた人を多く知っている(中には個展を開いたり、即売会を開くほどの腕前に達した人もいる)。右脳が活発に働くようになった結果である。常石騎手も実践している通り、「言語脳」たる左脳をフルに活用して、これから行おうとすること、注意しなくてはならないことを常に言葉に出すことで、注意力・集中力・実行力を高める。それは第一章で述べたように、日常的な「呼称、指さし」でミスを少なくしたり、山田規畝子さんが「前子《ぜんこ》ちゃん」に常に語りかけることで的確に行動できることなどで、既に実証済みである(本書一二一―一三頁、一九―二〇頁)。

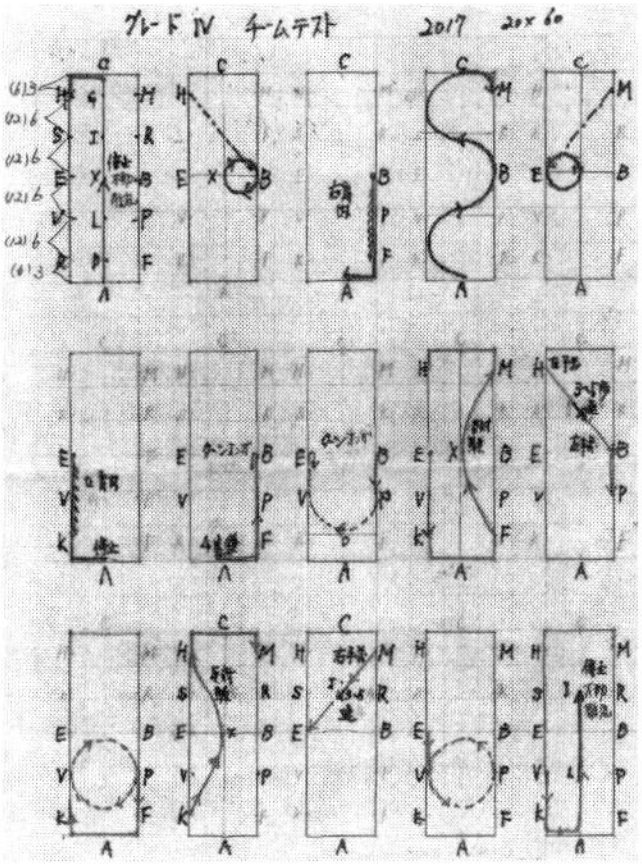

図２　常石さん手書きの「グレードⅣチームテスト」コース図

一〇〇%の確信を持って大会に臨んでも、審判員(ジャッジ)や観客の前で、あることに気をとられて他のことを忘れてしまうのも、高次脳機能障害者にあり

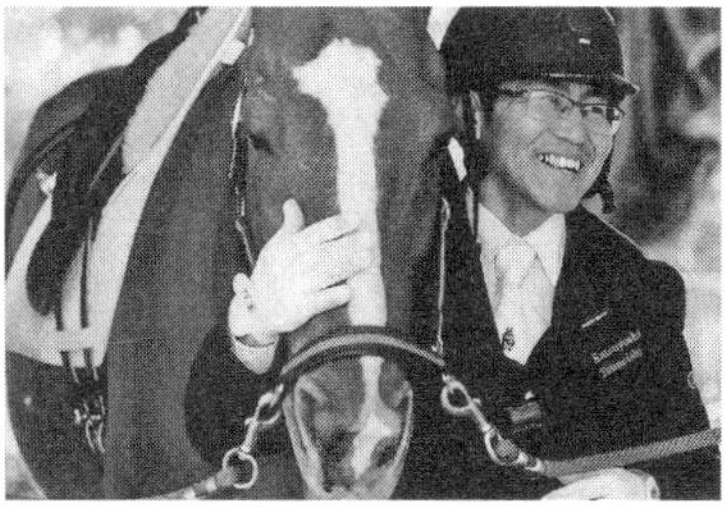

図３　常石騎手と「明英」(2016年３月．写真提供：常石由美子氏)

がちである。二〇一五年一二月一五日に放映されたＮＨＫ－ＥＴＶ「アスリートの魂」で以下のようなシーンが描かれていた。最初は直線を中間駈歩で進み、右直角に曲がりながら収縮駈歩に移り、再度中央部で右直角に曲がり、逆方向、右斜め方向へ進み、駈歩で元のコースを戻る演技がある。短時間内で、右方へ曲がるための手綱さばき、駆歩のために背を後方へそらす、馬に鞭を当てる、の三通りの動作を行わなければならない。常石騎手はその三つを正しく実行することができず減点され、その後練習を重ねる。練習中も何度も失敗を重ね、ほとんど希望を失いかける。それを感じ取った愛馬も愛想をつかし、練習終了後も反抗的になり言うことを聞かない。気を取り直して再度挑戦し、やっと成功し、その後は愛馬も反抗しなくなった。それを見て常石騎手は、「明英は僕の気持ちをいつも敏感に感じ取っている。明英を裏切らないためにも頑張る覚悟です」と語っている。

こうして不可能に一歩一歩挑み、克服することこそ、かつて名ジョッキーとして名を上げた常石騎手のアイデンティティを取り戻す作業であり、その作業こそが「記憶障害」という難敵に挑む道でもある。「全国障害者馬場馬術大会」や「東京パラリンピック」への参加は、その努力に対する「ご褒美」とも言える。私は、常石騎手がこの前人未踏とも言える難題にいかなる方法で挑戦していくのか、とても興味がある。その方法論こそ、記憶障害、ひいては高次脳機能障害を克服するための一つのヒントでもあり得る。先のアテネでのパラリンピックの馬場馬術で金メダルをとったあるイギリスの騎手（脳性麻痺）

は、現在の常石騎手を見て、「君はまだアスリートとは言えない」と表したそうだ。ではアスリートの条件とは何だろうか？

二〇一六年九月の『朝日新聞』紙上に、二人のパラリンピックの選手を紹介した記事がある。五日付はブラジルのブラインドサッカーの天才ストライカー、リカルド・アウベス選手（二七歳）についての記事。盲目の彼はいかにもボールが見えているようにボールに近づき、目標に向けて蹴ることができる。脳の画像では、海馬と聴覚野が極めて大きくなっている。音を聞き、頭の中で空間を描き、ボールの動きに合わせて動作する高い能力を持つべく、脳が変化したことを表している。

八日付は、二〇〇八年（北京）や二〇一二年（ロンドン）において数々のメダルを獲得した、脳性麻痺で左半身が自由に動かない水泳選手コートニー・ジョーダンさん（二六歳）についての記事。水の中では、麻痺した左腕が大きく弧を描き自由に動く。彼女の画像には、左手足の動きを司る部分が広い範囲で損傷しているにもかかわらず、本来首や体幹の動きを司る部分が、左手を動かしたときに活発に活動する様子が描かれた。脳の運動領域が手足を動かそうとする努力によって移動したと言える。

二人の事例から、パラリンピックにおける「アスリート」とは、自らのハンディを他の能力によって補うことを可能にした人であり、脳がそのために変化（進化）した人と言える。以上のような事実から、両記事において、パラリンピックの選手たちの練習の試みや精神面の維持が、一般の障害者や高齢者のリハビリにとって参考になると記されている。

二人と比較した時、常石騎手の場合後天的な障害であり、脳の変化はそれほど容易とは思われない。しかも、高次脳機能というさらに複雑で広範な領域にかかわる障害でもある。しかし、彼がこれからもさらなる挑戦を重ねていくことは、高次脳機能障害の克服に少しでも近付き、同じ高次脳機能障害者にとって希望の星になるのではないかと、私は期待する気持ちを抑えられない。

常石さんのこれからの人生は、障害者馬場馬術のみで終わるわけではなく、その後もずっと続いていく。そこで由美子さんは、常石さんにとってどのような仕事が向いており、どのような方向へ進んだらよいのか、日夜考えている。そのために何事にも責任を持って取り組めるよう常石さんに促している。

「中学校卒業後、競馬の世界だけで生きてきた勝義は、社会において責任ある立場に立たされてきた経験がない。それができないと仕事もできない」ときっぱり言い切る。全く同じことを、私はかつて北川さんのお母さんからもお聞きしたことがある。

現在の時給五〇〇円の仕事にずっと甘んじていこうとは思っていない。何か手に職を付けて、いつかは社会人として生きていけるように、親子ともども気を引き締めているという。当面は二〇二〇年パラリンピックへ向け、常石勝義騎手の長い、厳しい戦いが続いていく。私も心よりエールを送りたいと思う。

●コラム3に関する引用・参考文献
伊豆百合子『奇跡信じて』(日本テレビ、一九八六年)
グレン・ドーマン『親こそ最良の医師——ドーマン博士はいかにして脳障害児を治療したか』(幼児開発協会訳、サイマル出版会、一九七四年)

終章　これからの医療・福祉を考える

従来「社会保障」の最も重要な基軸として据えられていた医療が、「経済活性化」のための手段へと変質しようとしている。医療・医学に経済原理を持ち込もうとすると、医療・福祉の恩恵がないと生存できない人は必ず片隅や圏外へ追いやられることになる。また、人体から得られる様々な臓器・組織・細胞が商品化され売買の対象となる（地球上の自然の多くが利潤目的で開発されてきたように）。これからの医療・医学はそのような社会の要請の中で移り変わろうとしている。そうした時代の象徴的な事件が「相模原事件」であった。

1　「相模原事件」の衝撃

(1) 二〇一六年七月二六日に起こったこと

二〇一六年七月二六日の各紙夕刊は、当日、神奈川県相模原市の重度重複障害を有する知的障害者の施設「津久井やまゆり園」で起こった大事件について一斉に報道した。その後、事の真相について様々に論評され、識者のコメントが述べられ、各専門書でも取り上げられた。これまでの医療・福祉、これからの医療・福祉を考える上で、避けて通ることはできない。

事件は七月二六日午前二時四五分頃の一一〇番通報で発覚した。二〇一二年一二月から一六年二月までの三年二カ月「やまゆり園」の職員として勤務した植松聖《さとし》容疑者(二六歳)により、一九名の入所者が殺され、二七名が重軽傷を負ったというものであった。ナイフで刺されたことが主な原因であり、多くが首に傷が集中した。植松容疑者はその直後に自首した。

事件の最も大きな特徴は、容疑者が事前に犯行声明とも受け取れるメッセージを発していたことで、確信的犯行だった。「障害者が生きているのは無駄だ」、「障害者は生きる値打ちがない。無意味だ」、「重度障害者は生きていても意味がないので安楽死すればいい」といった、それまでの本人の発言にみられるように、明らかな障害者差別に基づくものであった。園を退職する直前に衆議院議長宛てに手紙を書いていた(抜粋)。

私は障害者総勢四七〇名を抹殺することができます。常軌を逸する発言であることは重々理解しております。しかし、保護者の疲れきった表情、施設で働いている職員の生気の欠けた瞳、日本国と世界の為と思い、居ても立っても居られずに本日行動に移した次第であります。(中略)

私の目標は重複障害者の方が家庭内での生活、および社会的活動が極めて困難な場合、保護者の同意を得て安楽死できる世界です。重複障害者に対する命のあり方はいまだに答えが見つかっていない所だと考えました。障害者は不幸を作ることしかできません。

戦争で未来ある人間が殺されるのはとても悲しく、多くの憎しみを生みますが、障害者を殺すことは不幸を最大まで抑えることができます。(中略)日本国が大きな第一歩を踏み出すのです。

犯行声明とも言うべき手紙からは、以下のような内容がうかがわれる。

①障害者が家族や職員に多大な負担をかけている、社会のためにはいない方がいい。
②保護者の同意を得て安楽死することが望ましい。
③障害者を殺すことで、不幸を防ぎ、平和を生み出すことができる。
④日本がそのための第一歩を踏み出してほしい。

五カ月後、予告していたことを自らの手で実行した。各紙は、植松が同園の非常勤職員として勤務した当初は入所者に親切に接していたことを伝え、月日を追うに従い仕事の厳しさや給与面の低さも手伝い変質した事実を伝えている。園を退職した直後、重度障害者の大量殺人を宣言したことで緊急措置入院となった容疑者は、病院スタッフに対して「ヒトラーの思想が降りてきた」と語ったとされる。

ここで各紙を参考に、同事件の問題点について整理する。第一に、同事件には、ナチス流の優生学(優生思想)が貫かれているとする。個人的な差別感情や憎悪(ヘイトクライム)ではなく、障害者を「国家の発展のために排除されるべき」としたナチスの論理に基づいている。優生思想とは、一八八三年頃英国の科学者ゴルトンによって提唱された「優生学」(ダーウィンが『種の起源』により言及した淘汰を人間に応用して遺伝的に改良しようとする考え方)によるもの、とされている。いち早く取り入れたのは米国であり、一九〇七年にインディアナ州で断種法が可決し、三一年までに三〇州に拡がった。ヒトラーはそれを見習い、一九三三年「遺伝病子孫予防法」を制定し、「T4作戦(行動)」(一九三九―四五年に実施された二〇万人に及ぶ精神病患者などの国家的殺戮計画)を実践した。そのためにナチス政府は一般国民に対し、重度身体・精神障害者に対してかかる社会保障費を明示し、社会的負担の重さを印象付けた。日本でも、一九四〇年「国民優生法」、戦後の一九四八年「優生保護法」が制定され、一九九六年の「母体保護法」制定まで、優生学的理由による中絶が可能であった。

第二に、事件の背景に現代日本を覆う「新自由主義的人間観」があるとする(二〇一六年七月二八日付『毎日新聞』上の、全盲・全ろう重複障害の福島智《さとし》東京大学先端科学技術研究センター教授による論評)。「経済的価値や生産能力で人間を序列化する社会では、重度障害者の生存は否定されかねない」としている。それは障害者にとどまらず、「最終的には大多数の人を覆い尽くす」と語っている。

経済至上主義の価値観は一九九〇年代後半以降のグローバル化による国際競争によって促された。それは政治家による発言にも顕著に表れている。障害者施設を訪ねた石原慎太郎東京都知事(当時)による「ああいう人ってのは人格あるのかね」発言(一九九九年)、麻生太郎財務相による「いつまで生きてるつもりだよ」との発言(二〇一六年六月)である。こうした価値観は、人間が本来持っている考えとは無縁で、「他者をあるがままに承認する価値観は生まれながらに持っているのに、成長する過程で奪われていく」社会の有様が問題提起されている(二〇一六年八月二六日付『朝日新聞』〝耕論〟作家・雨宮処凛《かりん》さん「「命よりお金」私たちにも」)。

第三に、植松の「障害者は社会のためにはいない方がいい」という論理は、「共同体の負担を減らす」という意図に基づいている、との指摘がされている。その点で重要な提起として、二〇一三年以来行われている「新型出生前診断」も同列にあるのではないかと述べられている。「私たちの社会は、知らず知らずのうちに、そのような他者の存在を根本から否定する考え方と、地続きになってはいないか」との指摘である(二〇一六年八月一九日付『朝日新聞』掲載の神里達博千葉大学教授「相模原事件から考える──「同じ船」の意識あるか」)。

第四に、植松が逮捕された際、笑みを浮かべ勝ち誇ったような表情を見せ、あらかじめ用意していた赤いネクタイ、スーツ姿の写真と、「世界が平和になりますように。beautiful Japan!!!!!!」の書き込みをツイッターに流していたことについて、彼は障害者に対していいことをしたとの心理状態にあった、との指摘もなされている。これに関連し、治療不能な精神障害者らを「精神的死者」とし、安楽死は本人や家族にとって救済とされた、ナチス期の法学者や精神科医による共著『価値なき生命の抹殺に関する規制の解除』(一九二〇年)が紹介されている(精神科医小俣和一郎氏、二〇一六年八月二五日付『朝日新聞』)。その後の供述でも植松は、家族や関係者に迷惑をかけた点については反省しても、「障害者や周囲の人を救った」と、自らの行為を正当化する態度はそのままである。

第五に、前述の「精神的死者」とする用語と関連して、元花園大学教授、人権教育センター研究員の八木晃介氏が二〇一六年九月に出版した『生老病死と健康幻想』の「はじめに──知的障害者大量殺人事件の衝撃」において、以下のようにまとめておられる。「パーソン論」(意識や精神活動のない人間は〝人格〟を持たないので、存在の意味を失っている)が根底にある。意思疎通を可能にするのは〝脳〟であり、自己認識を欠いた存在は生物学的ヒトであってもパーソンではない、とするのが「パーソン論」。この考え方は今に始まったものではなく、一九九二年一月「臨時脳死及び臓器移植調査会(脳死臨調)」が「脳死は社会的・法的に人の死である」とする最終答申(「多数意見」。対して「脳死を人の死としない」との「少数意見」が公表された)を提出し、その後一九九七年六月の「臓器移植法」成立に道を拓いた頃から議論されてきた概念である。従って、〝植松的思想〟は彼があみ出したり考え出したりしたものではなく、二十数年来、社会制度として法制化まで行われた思想である。

臓器移植のもう一つの側面、脳死体＝利用可能な臓器の集合体とする思想について、一九九七年二月より五月にかけて神戸で起こった小学生連続殺傷事件(「酒鬼《さかき》薔薇《ばら》聖斗《せいと》事件」)に関連し、聖路加国際病院精神科部長(当時)大平健氏は、当時次のように語っている。このたびの「事件」にも通底するのではないだろうか。

「これは臓器移植法と背中合わせのような気がします。そこにあるのは「死んだら人間の身体は単なる材料」という思想です。ただのモノなら、ネコの手を切り、使えない猟犬を殺して何が悪い、となり、その先には人間も……ということになる。(中略)臓器移植についても、「役に立つならどうぞ」と考えながら、腑《ふ》に落ちない部分がある。そういう割り切れなさを、この事件は直撃した。行き着くところはこういうことなのか、と。事件が我々に引き起こした不安はよく分かる気がします。」(一九九七年七月七日付『朝日新聞』)

第六に、「死者」とは言えないまでも、障害者が「社会的弱者」とされ、その結果「家族が所有するモノ」「障害者は保護されるべき」とされる概念にも問題が投げかけられている（二〇一六年九月一五日付『毎日新聞』上の、重度身体障害のある難病患者慎允翼《シンユニ》さん「「ペット扱い」気づいて」）。それは、「事件」後死傷した障害者のすべてが名前を伏せられている事実にも見ることができる。「結果として障害者を「ペット扱い」していることに気付いてほしい」と呼びかける。「社会的弱者」「ペット」とする考え方からは、「保護する対象」か「殺害の対象」かは表裏一体であり、そこでは生殺与奪の権が健常者側に与えられることになると警告している。

第七に、事件が入所施設という社会と一定隔離された空間で生じていることの特殊性も論じられている。そのような所では、過去にも多かれ少なかれ職員による虐待が生じており、植松の行動は極端ではあるが、その延長線上にある。少人数の人々が利用するグループホームの存在や、地域に開かれた施設としての有様が論じられている。二〇一六年九月一四日、厚労省は有識者による検証の結果、「施設の防護体制の強化を」と、後ろ向きとも言える見解を公表した。また、植松容疑者が一度は措置入院を受け大麻を使用していることが判明しながら一〇日余りで退院していることから、「精神障害者」への入院体制の強化が論じられる（九月一四日、厚労省検証チーム）など、時代と逆行する政治的動きもある。

（2）事件をめぐる様々な論評

『現代思想』（二〇一六年一〇月号）の「緊急特集・相模原障害者殺傷事件」は、「事件」をいち早く取り上げ、様々な論評を紹介した。二七名に及ぶ作家や社会学者、哲学者、精神科医、憲法学者、障害当事者、生命倫理学者、介護労働者、文化人類学者などが執筆しており、すべてを紹介することはできない。本書との関連で印象に残った論文に限り、その断片を紹介する。

① 尾上浩二氏（DPI＝障害者インターナショナル日本会議副議長）

「相模原障害者虐殺事件を生み出した社会――その根底的な変革を」

先天的に脳性マヒを有する尾上氏は、相模原事件を優生思想の観点からとらえ、ナチス政権下のみならず、近代日本でも障害者の不妊手術や兵庫県での「不幸な子どもの生まれない県民運動」（一九六六年）など、実在した事実が紹介されている。一九七〇年代、「青い芝の会」神奈川県連合会によって障害者運動が展開され、問題提起の一つが一九七二年の優生保護法改悪（障害を理由とした中絶を認める「胎児条項」の追加）であった（一九九六年に廃止）。一方、超党派議連による「尊厳死法案」の準備、新型出生前診断など、優生思想的言説が至る所で行われている。

一九六五年以降、障害者隔離政策も全国的に進められ、二一世紀に入るまで入所施設は増加し、施設化の中で一方的な障害者像がつくられていった。地域生活を実践する重度重複障害者もおり、こうした人たちと（植松）容疑者が出会っていたら、彼の貧弱な障害者観は違ったものになっていたであろう。「優生思想の問題に総括とけじめをつけることが、同様の事件の温床を絶つ上で重要」というのが本稿の結論である。

②　**市野川容孝氏（社会学）「反ニーチェ」**

前半は「（生まれつき障害を持つ）生命の抹消を説く」哲学者ニーチェに対する批判から始まる。「やまゆり園事件」はニーチェの言葉にそのまま従った事件であり、植松容疑者は実はニーチェに共感したのではないか。

「パーソン（人格）論」について、H・T・エンゲルハート（米、生命倫理学者）とピーター・シンガー（米、プリンストン大学教授）の解釈を紹介する。まずエンゲルハートの言葉を挙げる。「人格の特徴は、自己を意識することができ、理性的で、賞罰の価値に関心をもちうるという点にある。……すべてのヒトが人格であるわけではない。……胎児、乳児、ひどい知恵遅れの人、不可逆的昏睡状態にあるヒトなどは、人格ではないヒトの例である。」（『バイオエシックスの基礎づけ』加藤尚武・飯田亘之監訳、朝日出版社、一九八九年、一三三頁）。「厳密な意味での人格である人びとに、不当な経済的、心理的負担をかけないようにすることは道徳的根拠がある」（同書、一四九頁）。

功利主義の観点からピーター・シンガーは、「重い障害のある新生児の積極的安楽死はその親の同意があれば認められる」とする。「障害者の社会参加を押し進めるためには、非障害者よりも多くのサービスや財を障害者に与えなければならない」と言いつつ、その範囲をエンゲルハート同様「パーソン」に限定し、生きるに値する障害者とそうでない障害者がいるとする。

日本では、パーソン論が一九九七年の臓器移植法制定、二〇〇九年の同法改定の引き金となった。

その結果、一九九九年から二〇〇九年、一年につき平均七・六であった脳死状態からの臓器摘出件数が、二〇一〇年から一五年までは四五・五と、六倍に増加した(それでも移植推進側の医師たちは思ったようには増えていないことを問題視し、脳死判定条件の簡素化や臓器摘出条件のさらなる簡略化を模索している——山口)。

市野川氏は、『季刊福祉労働』(二〇一六年一二月)における論文「社会的殺人——「母よ！　殺すな」の先にあるもの」(八五—九三頁)において、容疑者が「社会が賛同してくれるはずだった」と供述していることを受け、「社会が彼の共犯者である」としている。「今回の事件の青年を突き動かしたように思えてならない」パーソン論についてさらに論及を深めている。

③ 深田耕一郎氏(社会学)「介護者は「生気の欠けた瞳」をしているのか——ケアが自己と社会を問いかける現場であり続けるために」

障害を持つ人々の(家族から独立し自宅での生活を自ら選び取った)「自立生活」の介護者を一〇年ほど続ける著者の考察。自立生活を支える介護者の「瞳」は、植松容疑者が施設で見た瞳よりもっと独特で複雑とする。容疑者が元施設職員だからこそ、このおぞましい行動に駆り立てられた。施設における職員の虐待は日常茶飯事である。それは職員が肉体的、精神的に追い込まれた結果であり、虐待は個人事ではなく構造の問題、ひいては社会の問題である。

その意味でこの事件は「社会の誤り」を映し出した。「社会の誤り」とは、「障害」を持つ人とそうでない人との分断、障害を持つ人を家族や施設に追いやり、社会の人たちの目にとどかない所に隔離している現実である。肢体不自由や知的障害を同時に持つ重度重複障害者は、生涯二四時間三六五日の医療・福祉を必要とし、その人々の介護を担当するのは家族(親であり多くが母)である。家族に限界が来れば施設となり、「社会」が登場することはない。

施設入所は「変化」より「安定」が求められ、「時間が止まっている」。市街地から離れた山あいにあるそのような施設を自立生活運動は「隔離収容」と呼んだ。障害を持つ人々は、限られた空間で限られた職員とのみかかわりを持つ。このように歪んだ状況にアンチを翻したのが自立生活運動である。自立生活運動の基本は、脱施設、脱家族である。施設でなく在宅、家族でなく他人による介護を目指した。それによって「自由」に生きることを求めた。一九七〇年代より四〇年以上地域で暮らす運動を展開した三井絹子さんは、「施設は私たちのためにあるのではない。あなたがた健常者(が障害者を閉じ込めることで安楽な生活を手に入れる)のためにある」と言った。そのような闘争を経て、「地域での自立生活を可能にし、「自分たちの暮らしの場は山のなかにはない。街のなかにある」という思想を実践してきた」。

自立生活運動における「ケア」(それは施設でも同様だが)は、相互的な「ぶつかりあい」と相互的な「思いやり」によって成り立つ。ケアを通して「あなたはどのような人間か」が問われる。そのような中で以下の三つが確認された。第一に家族介護は困難、第二に施設福祉には限界があり、地域の中で他人とともに暮らすのが重要、第三にケアは自己を振り返るための現場である。

④ 渡邉琢《たく》氏（日本自立生活センター介助コーディネーター）「障害者地域自立生活支援の現場から思うこと――あたりまえの尊厳とつながりが奪われないために」

身体障害者の地域における一人暮らしに対し、「知的障害者の自立生活」を課題にかかげた。京都市を所在地とする日本自立生活センターが市と交渉し、二四時間介護保障の確立とともに、知的障害者の仲間の活動を応援した。実現までに一〇年の歳月を要した。そのような経験から、やまゆり園にいる方々は施設入所が必要だったのか、との疑問を抱く。この事件はそこまで掘り下げる必要がある。施設入所には様々な問題がある。障害が重度化する。住み慣れた環境や人間関係を絶たれることで無口になり、暴力的になる。生きがいや尊厳や言葉が失われる。多くのものをあきらめさせる。障害は個人に起因するのではなく環境に起因し、環境次第で障害が軽度になり重度になる。

現在全国で、成人の知的障害者一一万二〇〇〇人（全体の五人に一人にあたる）が施設入所である。身体障害者に比し地域生活が進んでいない。地域支援がなければ、軽度、中度の障害者でも施設入所しかない。施設という閉鎖空間では、重度でない人も重度者扱いされる。親がいなくなったら、住み慣れた地域から施設へ移らないといけないのはおかしい。ふだんから支援する人がいて、そのまま地域で支援が続けられればいい。今回の事件は、障害者への差別、虐待、地域社会と断絶された入所施設という構造的問題が、社会的背景としてある。障害者の尊厳を奪わない社会、制度をつくることに取り組んでいくことが大事である。

「障害者による加害」については、加害を加えやすい人を拒絶する態度が、より攻撃性を高めることになる。他者を排除しやすい社会は加害者を生みやすい。危害を加えかねない人もインクルーシブ(包摂的)社会の包摂の対象と考えることが必要である。熊谷晋一郎氏もインタビューの中で、「反社会的な行動をとるリスクのある人を決して排除したり、ひとりにしてはいけない。皆で声をかけて一線を越えないように見守る」との趣旨の発言をしている。

(3) これまでも予兆としてあった「相模原事件」

一九九三年六月半ばに全国各紙で報道された福祉職に関する記事がある。福祉事務所で生活保護(高齢、母子、傷病、障害世帯など、当時九〇万人)を担当するケースワーカー向けの専門誌『公的扶助研究』(一九九三年三・四月号)に掲載された「川柳大賞」のランク別作品。

①　訪問日　ケース元気で　留守がいい
②　金がない　それがどうした　ここくんな
③　やなケース　居ると知りつつ　連絡票
④　きこえるよ　そんなにそばに　こなくても
⑤⑥　(略)
⑦　ケースの死　笑いとばして　後始末

当時のケースワーカーの多くが持つ本音ではないとしても、一部はこのようなことを考えながら仕事に従事していたことを表す。しかも、そのような人々を統括する「公的扶助研究連絡会」がこういう川柳を掲載しているのだ。障害者団体が抗議して明るみに出たが、誰一人として内部から問題視する人がいなかった。

一九九六年一〇月二九日付『毎日新聞』は、東京都八王子市教育委員会が出した保育料減免書類の件について報道した。記入例の氏名欄に片仮名の振り仮名付きで、父「大庭《オオバ》嘉門《カモン》」、振り仮名無しで、母「大庭加代」(おおばかよ、と読める)、園児本人「大庭かおる」(おおばかおる、と読める)と記載され、六〇〇〇部配布された。父母らの抗議によって文書で「当方のミス」と陳謝し、一〇〇〇部は名前を差し替えて配布した。印刷や配布の段階で気付くことであり、あえて配布したところに行政側の保育料の減免を受ける人への見下し、差別意識が厳然と存在しているのは明らかだった。

参考までに、二〇一六年一〇月一八日に沖縄の東村高江《ひがしそんたかえ》における米軍へリパッド建設抗議の場で発生した、大阪府警の若手機動隊員による「触るなくそ。どこつかんどんじゃボケ。土人が」「だまれ、こら、シナ人」とする発言をめぐり、様々なマスメディア上で発言そのものの差別性について論評がなされている。本人の発言もさることながら、その後、松井一郎大阪府知事や鶴保庸介沖縄・北方担当相(当時)ら、公的立場に立つ責任者が語った「差別とは考えられない」との発言は、より事態を深刻にしている(最終的には、政府も同様な見解をとっている)。

一連の過程について、作家の中島京子さんは以下のような見解をとっている(二〇一六年一一月二〇日付『毎日新聞』上の〝時代の風〟における「差別とは何か――「私たち」の視点が必要」)。「当人に差別しているという自覚がなくても、そこに差別があればとうぜん差別された人は傷つく」。「差別とは、本来対等で同じ価値を持つ(equalである)私たちが、私たち自身を「usとthem」に分けてしまうことなのだ。……自分の友人を、同僚を、両親を、恋人を、夫や妻を、「土人」と呼ぶかどうか」。

一九九七年、月刊誌『オール川柳』(大阪)の四月号に最優秀特選作品として、「老人は／死んでください／国のため」という七六歳男性の作品が紹介された。決して高齢者を差別しての作品ではなかったと思われ、高齢者自身の置かれた実情(高齢者の入院困難。入院後、家族が引き取ろうとしない)を皮肉っぽく表したものであろう。それでも編集部には激しい抗議が殺到し、数千人いた定期購読者中、主に高齢の二〇〇人が購読をやめた。身につまされる人が多く、他人事ではなかったのだろう。鹿児島県霧島町(現・霧島市)の山あいにある老健「きりしま」に入所中の平山エミ子さん(八七歳)は、読んだ感想を秋の「敬老会」で次のように語った。「寿命がある間は死ねません。それに、私たちも生まれた時からずっと老人だったわけではありません。若い時もありました」。そして「苦労して豊かな国に誰がした／感謝せずして死んでくれとは」との「お返しの歌」を披露し、皆さんの喝采を浴びた(一九九七年一二月一九日付『朝日新聞』〝いのち長き時代に〟)。

川柳を現実化するような事件が、最近数々の医療現場、介護施設、在宅における虐待や放置、殺人として頻発している。例えば、二〇一四年一一月から一二月に川崎市幸区の有料老人ホームで起こった連続殺人は、象徴的事件であった(報道されたのは二〇一六年二月)。施設職員の二三歳男性が、入所者の八七歳男性、八六歳女性、九六歳女性の三名を、ベランダから転落させて死亡させた。自ら進んで選んだ介護職の現場で、「仕事上のストレス」や人手不足、多い夜勤、夜勤時の過重労働、仕事内容の割に賃金の安さ、等々が影響しての犯罪ではないか、と各メディアでは論評されている。
このような問題が起こるたびに、福祉職場の応募段階での介護職員としての適格性、職員研修が問題となる。今回の施設も、関東地方の会社が経営するホームの一つであり、民間企業の福祉サービスへの参入、医療・保健・福祉分野への市場原理の導入（二〇一四年六月成立の「地域医療・介護推進法」にてさらに推進）の中で、やみくもな職員獲得はますます激化している。
「脳死」や「尊厳死」とのからみの中で、特筆すべきは、伊東政彦『「殺人」と「尊厳死」の間《はざま》で——脳外科医の告白』（主婦の友社、一九九八年）の出版であった。一八九頁に及ぶ本の内容もさることながら、そこで使われている無神経な用語や見出しの文言だけを見ても、「中堅の一脳外科医」と称する著者の意図が明らかである。遷延性意識障害＝vegetative state＝「植物状態」を、同書では「ベジ」と表現し、以下のような見出しが続く。
「ベジになりそうな患者はどんどん捨てる」（二七頁）
「ヒポクラテスの理想の果てが一万人のベジ」（二九頁）
「脳幹が死ぬと脳がどろどろに溶け始める」（六〇頁）
「「植物（ベジ）」の捨て方、教えます」（六九頁）
「ベジは人格的存在としての人間ではない」（八一頁）
「ベジは人間よりもトカゲに近い存在である」（一二四頁）
そして後半には、遷延性意識障害に対する治療費について以下のように表現する。

「ベジになると一カ月の入院費は四〇万～五〇万円」(一六四頁)

「ベジをつくらなければ年間五〇〇億円の医療費削減に」(一七〇頁)

発刊された同書に目を通した私たちは、その内容の深刻さを感じ取り、このまま放置しておくわけにはいかないとの結論に達した。交通事故による遷延性意識障害の七歳の次男を在宅にて介護しながら、当時「頭部外傷や病気による後遺症を持つ若者と家族の会」の会長を務める桑山雄次氏(二〇〇四年一〇月に結成された「全国遷延性意識障害者・家族の会」代表)らとともに出版社への抗議活動を行い、マスメディアにも公開した。出版元の主婦の友社に対して九団体より、一九九九年三月一日付で、「随所に述べられている内容に、文章表現が不正確で、意識障害者への根強い偏見や憎しみとしか言いようのない感情的言語が連ねてあることから、一般読者へ与える誤解は計り知れないものがある。意図的に意識障害者の人権を傷つけ、家族の苦悩を踏みにじるものとの印象を拭い得ない」を趣旨とする「疑問点及び質問状」を送付した。

数カ月間の交渉の結果、「認識不足だった」との返答を引き出した。出版社による最も誠実な「謝罪」の方法として、同書とは一八〇度異なる観点から「脳死」や「植物症」について表わした書籍『脳死・臓器移植　拒否宣言――臓器提供の美名のもとに捨てられる命』(主婦の友社)を、二〇〇〇年四月に出版した。

一九八〇年代から二〇一〇年前後の過程で、公正な立場で振る舞うべき政治家は、医療・福祉についてどのような考え方を持ちながら政治に携わってきたのか、時系列に主な発言を取り上げる。

・一九八二年、渡辺美智雄大蔵大臣(当時)「老人に金をかけるのは枯れ木に水をやるようなもの」

・一九九二年八月、綿貫民輔自民党幹事長(当時)「現在全国で一二万人存在する腎不全患者の透析費用が年間八千億円になっており、国家財政を圧迫している。人工透析をやらないだけでもお国のためになる」

・二〇〇八年一一月、麻生太郎首相(当時)「たらたら飲んで、食べて、何もしない人の分の金(医療費)を何で私が払うんだ」

・二〇一二年二月、東京・浴風会病院を見学した際の感想として、石原伸晃自民党幹事長(当時)「意識が全くない人に管入れて、生かしている。……エイリアンですよ。エイリアンの映画で、人間に寄生している、エイリアンが人間を食べて生きているみたいな」

・二〇一三年一月、社会保障制度改革国民会議の席上、終末期の高齢患者の医療費に関して麻生太郎副総理兼財務大臣「死にたいと思っても生かされると、かなわない。政府の金で(高額医療を)やってもらうと思うと、ますます目覚めが悪い。さっさと死ねるようにしてもらうなどしないと解決策はない」

とどまるところを知らない政治家たちの発言を、単なる暴言として無視することはできない。何故なら、一九八二年以降、発足した中曽根政権が戦後政治・経済の総決算を打ち出し、国鉄、専売(タバコ)、電信電話公社の民営化とともに、医療・福祉も民間への委託を画策した。総需要抑制政策の一環としての医療費抑制においては、第一に医療費の受益者負担の増加、第二に高齢者・障害者・難病患者の医療、終末期医療の見直し、第三に在宅推進による家族の介護負担の増加、が進められた。

それは、一九九〇年代の「高齢者保健福祉推進十カ年戦略（ゴールドプラン）」として実現していった。

二〇一二年の石原発言と前後して、日本老年医学会が、「高齢者の終末期における胃瘻《いろう》を含む治療の差し控えや撤退も選択肢」との見解を発表した。医療現場や在宅でも胃瘻の是非が討議されるに至り、二〇一四年四月の「平成二六年度診療報酬改定」では、「胃瘻造設術」の点数が引き下げられ（一万七〇点から六〇七〇点に。一点一〇円）、「胃瘻抜去料」が新設された（二〇〇〇点）。

二〇一三年の麻生発言にさかのぼる二〇一二年八月には、「社会保障制度改革推進法」が可決成立し、公助から自助・自立、共助を中心に据えることになった。加えて医療制度改革の一環として第六条に、「個人の尊厳が重んぜられ、患者の意見がより尊重されるよう必要な見直しを行い、特に人生の最終段階を穏やかに過ごすことができる環境を整備する」という終末期医療の見直し、が挙げられた。「推進法」により「社会保障制度改革国民会議」がスタートし、麻生発言はその「会議」の場においてなされた。

（4）「相模原事件」の今日的意味と現代への警告

「やまゆり園」における事件は私たちに様々な課題を投げかけている。以下、六点について述べていく。

① 植松容疑者が犯行に至った動機

容疑者は、犯行に至る五カ月前まで三年二カ月間、「やまゆり園」の職員(当初の四カ月間非常勤、二〇一三年四月からは常勤)として働いていた。元々教師を目指していた容疑者が福祉の道を選んだ動機として、人にかかわることが好きであった可能性は高かったと思われる。二〇一四年一二月からツイッターの書き込みを始めており、翌年一〇月まで続く。この間特に犯行の動機につながるような書き込みはみられない。二〇一六年二月に再開された書き込みは、犯行声明とも受け取れるものになっており、その直後の衆議院議長への手紙に結びついていく。

福祉の世界へ希望を持って飛び込み、理想をかかげて日夜業務に携わった容疑者にとって、その思いと現実の世界にはかなりのギャップがあったに違いない。私たちも高次脳機能障害の人々に長年接しながら、リハビリや社会参加(就労)の過程で様々な壁に突き当たってきた。そのつど仲間たちと語り合い、会で報告し、行政との交渉を重ねてきた。すぐには実現しないものの、道は少しずつ拓かれつつある。

容疑者が置かれた立場はさらに厳しく、日々の過酷な労働には語り尽くせないものがあったはずである。彼は他の職員と悩みを分かち合うことではなく、働き始めて二年後の二〇一四年秋頃、入所者への暴力というかたちで不満を表わし始めた。その後も彼の態度はますますエスカレートし、矛先はいよいよ入所者である重度知的障害者へ向けられていった。「自分がこれほどつらい立場にあるのは、障害者の存在そのものが問題なのだ」との結論に達してしまったのだろう。学校のいじめ問題でも、疎外されそうな子は、自分より「弱い子」たちへ刃を向けてしまう。

② 容疑者が有する差別感情について

植松容疑者が「生きているのは無意味」として差別意識を持つに至った相手は重度重複障害者とされている。一般に自力では、話したり食事をしたり移動したり、日常的な生活動作が行えず、他者の介護に頼らざるを得ないとされる人たちである。特に、話ができないということを強く意識していたようだ。それは利用していた理容室の店長に対して二〇一六年三月に、「意思疎通ができない重度の障害者の人は生きていてもしょうがない」と語ったことから推測される。

そこには八木晃介氏、市野川容孝氏が論じておられる「パーソン論」が貫かれている。「パーソン論」そのものを容疑者が知り得ていたかどうか定かではないが、脳死移植の推進過程において、脳死＝人の死と主張する人たちから必ず以下のような言葉が発せられていた。「人は自ら考えたり、話したり、行動したりできて始めて人としての価値があり、それができない脳死の人はもはや人としては認められない」。「脳死の人は生きる屍に等しい」。「脳死体は臓器を保存する死体である」。

極めつけは、かつて一九八八年、大阪府医師会特別講演会「脳死および臓器移植について」の場で、杉本侃《つよし》大阪大学特殊救急部教授(当時)が、これが脳死状態として示したスライドである。体は背広を着て都会にいるにもかかわらず、頭は既に成仏している様子が漫画として描かれていた。その際の説明は、「脳死は要するに、首から下は生きてて、首から上は死んでいるという現象です。そして、これは動物実験をやるときには、動物を断頭することによってつくることができます。(中略)ヒトの場合は、断頭実験というのはできませんけれども脳死の場合は、それと同じことが起こっているということです。」(『大阪府医師会報』第二三四号、昭和六三年四〜五月合併号、一三頁)というものであった。

「パーソン論」に基づく論理によって、「脳死(脳全体が機能不全に陥った状態)」や「植物症(大脳が機能不全に陥った状態)」は、「人格ではない」「生きるに値しない」と安楽死の対象にされた。さらに、「知的障害」「神経難病」「認知症」へと、容易に際限なく対象が拡がる可能性がある。今回の「相模原事件」は、「パーソン論」を現実化し行動に表わしたものと言える。

③ 根底に存在する優生思想

現代の医療・医学において優生思想は様々な場面で貫かれている。人生の誕生から終焉に至る全過程において貫徹されている。「新型出生前診断」においては、胎児の染色体異常が確定した女性のうち九四%が中絶している。「障害者は生きるのが無意味」という植松容疑者の主張を、医療は既に誕生の段階で、「障害者は生まれるべきではない」として実践している。

人生半ばにおいて、現在盛んに「遺伝子チェック」や「遺伝子診断」が話題になっている。多くの検査会社が介在し、一大産業へと将来が期待されている。体質や能力、健康状態(予防)等々、企業や教育機関(塾)、自治体、医療機関が率先して奨励しつつある。また、健康調査に名をかりた国家的規模の遺伝子調査「ゲノムコホート研究」が実施されている。国民・住民を健康面で管理しようとの意図に他ならない。

終末期の段階では、二〇〇九年七月の「臓器移植法」改定以降、小児を含む脳死移植が着々と進められている。「脳死体」は臓器・組織の移植に止まらず、人体そのものを利用した医療材料や医薬品の生産へと容易に結びついていく。厚労省、日本臨床救急医学会、日本医師会などより「終末期の治療指針（ガイドライン）」の提言がなされつつある。本人があらかじめ意思表示していたリビングウィルや在宅医の意向によって、「過度な延命治療」を控える方針がとられることになる。医療費削減を名目に、「安易な、治療中止の決定」「早すぎる死」がはびこる危険性を有している。

植松容疑者の「日本国と世界の為……本日行動に移した」（衆議院議長への手紙）と同じことが、形を変えて既に医療の名で行われていることに気づく。優生思想は、ナチスの医学の専売特許ではなく、現代日本においても大手をふってまかり通っているのだ。今後日本の医療・福祉がますます厳しくなっていく時代においては、さらにエスカレートし存在し続けることになる。「相模原事件」は、来たるべき時代を象徴する事件である。

二〇一七年二月二五日付『朝日新聞』〝対談　障害者が狙われて〟では、脳性麻痺で車椅子生活を送る東京大学先端科学技術研究センター准教授の熊谷晋一郎氏（「当事者研究」）とダウン症の娘と暮らす和光大学名誉教授の最首悟《さいしゅさとる》氏が語り合っている。その中で最首氏は、「経済主義の国家が孕《はら》む問題」として、事件が「これからの社会が、とてつもなく非人間的なものになるか、人間的なものになるかという分岐点」と述べている。殺人罪などで起訴された容疑者の裁判の中で、容疑者の証言として「国家とか国民とかいう結合体の抱えているすさまじさ、非人間性が出てくる」としている。お二人とも、事件の背景にある「自立しなければ駄目」とする「米国型の自助」精神に疑問を呈し、考え方を変えていかなくてはならないとする。従来の「もっとあいまいな社会」、「ありのまま頼りあえる社会」を取り戻すべきだとしている。

④ 重度知的障害者が暮らす施設のあり方

私たちがこれまでかかわってきた高次脳機能障害者の多くが、家族と同居の上生活を支えてもらい、経済的な庇護の下にある。特に重度高次脳機能障害者の場合、一日二四時間、一年三六五日の見守りや介護を必要とし、目が離せない人もいる。この間当事者・家族の間で問題になっているのが「親亡き後」のことである。二〇~四〇代の人たちの親は、これから一〇~二〇年経てば六〇~八〇代へと高齢化していく。その時は今のように障害ある我が子を日常的に看ることはできない。同居することさえ困難な可能性もある。そこで皆さん方が模索しているのは、同障害者同士が共同で生活できる施設の設立である。あるいは既存の施設に入居できないか、様々な機会を通じて検討している。現実には、施設により異なる、利用者の障害の内容、障害の程度、障害者自身の日頃住んでいる区域、などにより、入所する上で様々な壁が立ちはだかる。

現状において、津久井やまゆり園のような重度知的障害の方々をあずかる施設の必要度は増しこそすれ、決して「不要だ」「ない方がいい」ということはない。その一方、今回の事件について、「重度障害の人たちが一所にまとめられて生活するのが果たして正しいことなのか」「あれだけの人たちが同じ所に寝泊まりすることがなければ、あれほど短時間に大量の人たちが殺傷される事態は防げたはずだ」と、多くの識者が指摘している。

『世界』(二〇一六年一〇月号)の有薗真代氏(京都大学非常勤講師)論文「施設で生きるということ――施設生活者の戦後史からみえるもの」では、戦中戦後ハンセン病療養所などで展開された運動を紹介する中で、「施設入所は不幸なのか」という問いかけがなされている。「脱施設化」が社会福祉予算削減の正当化にも利用され、新自由主義政策に回収されてしまうとの警告がなされている。

それに対し、『季刊福祉労働』(二〇一六年一二月)では、元療護施設職員の松浦武夫氏が「(有薗氏論文に)強い違和感を感じた」と評しておられるように、各論文が「施設収容主義」に対する強い批判でまとめられている。例えば、「現在大規模施設では、職員不足とともに障害は高齢や児童と同じ、成人ではない範疇に当然のように組み込まれており、入所者の権利性はないがしろにされている」(松浦氏)、「入所施設の職員は自分たちの役割の確認場所(横の職員主体のネットワーク)もなく、障害当事者である利用者も、障害により意思表示ができないということ以前に、自己決定や自己選択、人権に関する障害者へのエンパワメントの機会や実効性あるシステムが、各現場に現在あるのか」(同)と、問題提起している。

他にも、「施設という場所は、障害者に対する非人間的な扱いをしていることが多く、このような優生思想的な考えを強化させてしまいやすいのである。それは施設が隔離された場(外からは見えづらく、刺激もなく)で、障害者の生きる場ではなく、単に「生かせておく場」になり下がってしまっているからだろう」(元療養施設入所者、太田修平氏)、「ノーマライゼーションの理論家の一人であるヴォルフエンスベルガーは、施設が社会的装置として社会に対してそこに入所する人たちの社会的価値を引き下げる(devaluate)効果を果たしていると述べている。どこの国でも町中から離れ人目につかずに作られている施設は、そこにいる人は地域で生活する能力がなく、働く能力がなく、社会にいる価値がない人たちであるということを人々に教示する効果を果たしている。また、集約的に運営される施設は、一人ひとりを人間として扱っているというよりは、大量生産の工場か養鶏豚場を暗喩的に連想させやすく、そこに居住する人の人間の尊厳を社会から見失わせてしまう」(弁護士、池原毅和氏)、といった厳しい施設批判が寄せられている。施設のあり方は、「自立生活の実現」とともに、事件が提起した重要な課題の一つと言えよう。

⑤ 不可欠な課題としての地域における自立生活の推進

高次脳機能障害者が小集団で生活する場として、現在全国の複数の箇所で試みられているのがグループホームの設立である。従来は、一人で自力で生活できそうな人が、「集団で暮らした方が便利だから」と建物を借り、父母らによるボランティア活動の一環として入所者の食事を作り、日中は作業所などへ出かけるというパターンであった。ところが高次脳機能障害者には重度の方もおり、自立できない人が、従来のホームで生活することには無理があった。そのような人たちこそ、いつまでも父母が一緒に生活することが難しくなる。

そこで「重度の人たちこそホームへ!」の合言葉でグループ(ケア)ホーム作りを始めた人たちがいる。一例は、豊中市の「らしんばんの家」である。そこでは、重い高次脳機能障害の方の世話を比較的軽い同障害の方が行うという方法がとられており、介護を行う同障害者には、介護費用が支払われる。こうして重度の方のみが同じ場に住むのではなく、障害の内容や程度の違いがあることで、互いに支え合っていける(例えば、知的障害者が身体障害者の車椅子を押すことができる)。

ここでも、地域との関係が難しい課題になっている。近年、老人ホームや精神(知的)障害者施設、保育所などを建てようとすると、近隣住民から反対意見が出てなかなか実現しないというニュースを聞く。高次脳機能障害者のためのグループホームも例外ではない。しかも重度となると様々な懸念が加わり、住民の一人でも反対すると実現が難しくなる。『現代思想』に渡邉氏が書いておられる、「知的障害者の自立生活」支援の呼びかけと実践が、高次脳機能障害者にとっても大きなヒントになり励みになる。これから「二〇二五年」に向けて大きな課題となる、認知症高齢者の独居世帯、夫婦のみ世帯へ向けた医療・福祉のあり方においてもヒントになり得るはずである。

⑥ 慎重であるべき「精神障害者」の措置入院

植松容疑者は、犯行に至る五カ月前の二月から三月にかけての一〇日間ほど「措置入院」(精神保健福祉法に基づき、精神障害者が自他を傷つける恐れがある場合、本人や家族の同意なしに強制的に入院させる制度)となり、その間「大麻精神病」との診断も受けていた。その事実から、措置入院のあり方、退院後のフォローの方法について、検討がなされている。厚労省は強い関心を持ち、マスメディアも同調しているようである。容疑者の特殊性による事件として、幕引きがなされようとしているように見える(容疑者は「自己愛性パーソナリティ障害」と診断された)。

二〇一六年一二月初旬に厚労省より再発防止策が報告された。入院中や退院後の対応をより密にしていくため「支援計画」を作成し、自治体や警察、病院がかかわっていくというものである。「全国「精神病」者集団」などからは、「社会防衛的に運用され、福祉目的ではなく防犯目的であることは自明。精神障害者を監視する方向に制度化される」との懸念が表明されている。

世の中の様々な事件(児童誘拐、学校におけるいじめ、幼少児虐待等々)に対して、社会(行政、政治)は常に手っ取り早い防止策(街中に無数の監視カメラを設置、見晴らしを良くするために公園周囲の木を伐採、学校へ警察力を導入、児童相談所の介入権限の強化)を考案し実行する。物事にはそれが生じる社会的背景が必ず存在するのであり、手っ取り早い「解決策」はかえって本質を見えにくくしてしまう。犯行がより巧妙化し悪質化することもあり、これまで以上の対策の強化が必要となり、挙句の果てには人々が規則やシステムでがんじがらめになる危険性も存在する。措置入院制度の強化はそのような要素も有している。

2 医療・医学はどこへ向かうのか

医療・医学とは、元来人という一生物を健康や病気という観点から解明し、その上で生物学的・化学的・物理学的行為を施すものである。しかし同時に、社会的行為であり、哲学的・倫理的行為であることも、日常診療における医師―患者の関係を見れば一目瞭然と言える。確かに診察室においては、病歴聴取や診察、薬剤の処方、注射や点滴処置などの臨床行為がすべてである。しかし底に流れているのは、患者―医師間の信頼関係であり、患者・家族が持つ人生観、疾病概念、健康観であり、医師が有する人間観や医療観である。互いの身体や精神、病や健康に関する考え方が根底に横たわっており、「病」を通して患者と医師が両者の思想をぶつけあう行為と言っても過言ではない。

病気が特定の身体的要因のみならず、心理的・社会(環境)的・経済的要因に大きく左右される証拠に、これだけ医学・科学が発達し、多くの疾病に関する知識や技術が解明され、人々の生活や食事が改善された現代においても、「病人」の数は増えこそすれ、決して減っているとは言えない。どこの医療機関も、毎日体や心に心配を抱えている人々でひしめきあっている。自らの健康に自信を失い、今後の人生に希望を見出せずにいる人々を対象とする以上、医療は社会的行為とならざるを得ない。

そうした医療・医学が現在どのような性格を帯び、今後どのように進んでいこうとしているのかは、世の中の一人ひとりの生き方に対し多大な影響を与え、ひいては社会そのものを大きく揺るがすほどの影響力を持つ。それは例えば、ナチス・ドイツ時代の医学の役割(他民族に対するアーリア人の優秀性を証明するための形態人類学・遺伝学・優生学の確立)や戦時下における日本のハンセン病患者の隔離・不妊政策(「癩《らい》はうつる」とする徹底したキャンペーン)などに明らかである。医療・医学の動向が国(社会)のあり方を決するとも言える。今後の医療・医学に課せられた社会的任務を一言で表わすならば、「人生の誕生から終焉に至る「命」の選別・操作・利用を進めるための原動力であり技術的手段」と表現されよう。その内容を具体的にみていく。

（1）誕生の意味の変更

二〇一一年一〇月、アメリカのバイオ企業によって始められた「新型出生前診断」。妊娠一〇週の母体の血液検査により、ダウン症その他の染色体異常（ターナー症候群、18トリソミー、13トリソミーなど）の胎児を判別する。アメリカでは現在、妊婦の六割にあたる二六〇万人が診断を受け、年間売上高が約六〇〇〇億円に及ぶ。ある検査会社社長は、「数百万、数千万人が対象の新型検査は、ヒトゲノムがもたらした最初の「大鉱脈」だ」と本音を語っている（二〇一三年一〇月三〇日付『読売新聞』）。

日本では二〇一三年四月より始められ、四年後の二〇一七年三月で四万四六四五人が受けている。うち陽性の判定が八〇三人、羊水検査などで染色体異常が確定したのは六〇五人。九四％にあたる五六七人が中絶し、残り三八人が妊娠継続もしくは、胎児死亡であった（二〇一七年九月一六日付『朝日新聞』）。

深刻な問題がある。一つは中絶率がアメリカの七五％と比較し、日本の方が高いこと。陽性の判定が出た場合、心理カウンセリングが行われているが、その内容の違いが明らかにされなければならない。同時に、両国の「染色体異常」に対する捉え方の違いなのか、日本の方が障害を持つ人が生きづらいのか、解明される必要がある。もう一つは、中絶については父母がその判断を迫られ、「自己決定」にまかされる。父母は「内なる優生思想」と格闘することになる。「我が子を授かる」という祝福の時に、「生むべきか否か」を選択せざるを得ない心理的葛藤について、私たちは深刻に考える必要がある。

二〇一四年一一月には、日本産科婦人科学会が着床前診断(PGS)を了承した(二〇一七年二月検査開始)。体外受精の際受精卵の染色体を検査する方法として、従来の目で確認するFISH法からDNAを読み取るCGH法に変更する。より高い確率で命の選別が可能となり、出生前淘汰への道が拓かれる。根底にあるのは「優生思想」以外の何ものでもない。

(2) 人の存在意義の変更

年齢や性別、人種、或いは体型的違いや性格の違いも、それぞれが一人ひとりの個性であり、かけがえのない存在として尊ばれてきた。ここに至って遺伝子(ゲノム)の構造次第で価値や運命が定まるような世相がつくり出されている。国が政策として大規模に進めているのが、二〇三〇年達成を目標としている「一〇〇万人ゲノムコホート(大規模調査)研究」である。一〇〇〇億円(うち民間企業より三〇〇億円)の予算を注ぎ込み、既に全国複数の箇所(一つが、二〇一一年三月の東日本大震災後の「創造的復興」の一環として、翌年二月に発足した東北メディカル・メガバンク機構＝ToMMo)において「健康」「予防」を旗印に、将来は一〇万人規模のコホートを全国一〇カ所に拡大の予定。その「目的」は以下のように明文化されている。

危機的な少子高齢化時代を迎える我が国にとって、病気の超早期発見と発症前の治療的介入による予防法の確立は、活力のある健康長寿社会を構築するために不可欠である。(中略)その成果は、疾患の原因解明と予防・治療法の開発を通した、世界に一歩先んじた高齢化社会の健康長寿モデルの構築につながる。加えて、人間の持つ健常形質の多様性の解明や、生物が共有する基本的生命現象を発見する大きな可能性を秘めた究極の「ヒト生物学」として、生命科学分野に多大な貢献が期待される。また、研究に必要なさまざまな先端解析技術の開発と実用化・汎用化は、我が国の科学技術全般や産業界に大きな技術革新をもたらす。超高齢化社会の我が国にとって、予防に関する情報を用いた新たな健康産業の創出や、保健医療情報の電子化による新時代の保健医療システムの構築も極めて重要である。(日本学術会議、二〇一三年七月)

現在既に導入されている「マイナンバー制」と連動し、個々人が独自のIDを常時携帯し、本人のデータが一瞬にして判明することになる。本研究は、「目的」にも明白に述べられているように、産官学連携の事業としてなされることが特徴であり、内容として以下が含まれている。①新しい創薬、疾病予防の健康産業、②オーダーメイド医薬品、③バイオマーカー(疾患の発症・増強に関与する因子)発見による診断薬の開発、④精密機器・衣料素材産業への情報提供、⑤食品、健康食品などの食品関連産業、⑥IT企業による医療情報の活用。

民間ではさらにダイナミックな動きを呈している。「遺伝子ビジネス」が台頭し、検査会社も七〇〇を超え、様々な分野に進出している。医療の分野では、比較的最近の話題として、二〇一三年五月に乳癌の発生予防のために乳房を切除した米女優アンジェリーナ・ジョリーさん(三八歳)の遺伝子検査がある。家族性乳癌、卵巣癌の遺伝子とされるBRCA1・BRCA2については、ミリアド・ジェネティックス社(ユタ州)が特許を保有している。そのため検査料が三〇〇〇〜四〇〇〇ドル(約二九

〜三九万円）とされている。アンジェリーナさんのニュースが各紙に載るや、日本でも同遺伝子の検査を受ける女性が殺到し、一年間で二〇万円台の検査を約二〇〇〇人が受けている。アンジェリーナさんの言動は、遺伝子検査会社によって巧妙に利用されたとも言える。

日本の場合、陽性者の予防的切除は卵巣が一〇〇例、乳房が五〇例以上とのことだが、切除しない場合はその後の定期的検討が推奨される。米国では一九九六年に検査が始まって以降、三〇万人以上が受けており、結果が陽性の場合乳房を予防的に切除するのは一〜二割（二〇一四年八月一九日付『朝日新聞』）。こうして遺伝子検査が外科的治療の指針として参考にされており、例えば大腸癌を生じやすいとされるAPC遺伝子があれば予防的大腸切除も現実化しつつある。将来、ありとあらゆる癌の予防のために様々な臓器や器官をあらかじめ取り除き人工臓器に置き換える、といった架空の世界の話も単なる空想ではなくなるかもしれない。

一方、二〇一五年四月、中国の研究者がヒト受精卵において遺伝子を自在に改変したとする論文を発表したことで注目が集まった「ゲノム編集」の技術がある。これまで必ずしも確実ではなかった遺伝子の修復、導入がより効率的に行われることになる。当初、「編集」された受精卵の臨床応用はしない（子宮に戻すことは避ける）とされていたが、既に農水畜産物の改良のためには応用されていることから、人でも活用される可能性は高い。懸念は的中し、米科学アカデミーが遺伝性疾患の臨床容認を行った（二〇一七年二月）。いずれ容姿や知能の操作も時間の問題と考えられる。親の同意によって、自由自在に「デザイナーベビー」を「作成」することができるのである。

民間の検査会社が遺伝子解析サービスとして、体質や将来の病気の予測のために一般の人々からの依頼を受け遺伝子を解明する事業に取り組んでいる。唾液を容器に入れて提供するだけで、一回四万円で一〇〇項目以上の分析結果が得られる。プロ野球の球団を持つIT大手のディ・エヌ・エー(DeNA)も、東京大医科学研究所と共同で、遺伝子解析と健康調査を組み合わせ、病気の予防に乗り出している。今後は自治体における予防健診や医療機関における人間ドック、生命保険会社が加入者を差別化(保険料の水準や加入の可否)するための利用など、市場は末広がりに拡がっていく。

教育の分野も例外ではない。二〇一四年九月二五日付『朝日新聞』の「人口減にっぽん——次世代をつくる」に、現在の塾の生き残り作戦が紹介されている。少子化社会となり生徒数の減少のため、延命策としてコマ数を増やしたり、サービスの追加(夕食を出すなど)によって利用料を値上げしている所もある。驚く記事があり、福岡市の塾が「生徒の強みがわかる」として遺伝子解析に乗り出した。市内の病院と連携し、検査した遺伝子型に基づき「記憶力が高く受験向き」「発想は豊かだが復習は必要」といった分析を行い、入塾につなげていくとされる。

(3) 人体の資源化・商品化

① 脳死・臓器移植

一九九七年一〇月の臓器移植法施行以来、二〇一七年九月の時点で四七六例の脳死移植が行われた。従来「本人の意思表示の尊重」が前提とされていたが、家族の承諾だけで提供可能とする二〇一〇年七月の改定臓器移植法施行以降は、三八六例中二九七例(七六%)が、本人の意思は不明である(二〇一七年八月末)。「脳死」に至った原因が明らかにされておらず、「低酸素脳症」との病名が散見されることから、縊死など自死行為者からの提供であることが推量される。

改定法の目的であった一五歳未満の小児の脳死判定が、二〇一七年八月の時点で一五例(うち六歳未満七例)に止どまっていることから、「虐待の有無の判断は不要」との意見まで出ている。脳死状態の人の家族へ臓器提供という選択肢(オプション)の提示を促すためのマニュアルを作ったり、福岡県のようにパンフレットを作成する所も出てきた。

ドナー家族に対しては、「脳死の人の臓器が他人へ提供されることによって新たな命を育むことになる」との「グリーフワーク」「グリーフケア」を進める。脳死判定・臓器提供手順の簡略化、時間の短縮化をはかる。そのために一回目の脳死判定後にレシピエントの選定を行う(その結果、二回目の判定は形式だけのものになる)、との意見もある。脳死移植のたびに行われている「検証会議」は不要ではないか、とする意見まで出ている。この間の脳死移植を巡る動向は、すべてが脳死移植をスムーズに進めるための方策である。臓器移植に止どまらず、「脳死体」から得られる組織や器官の医療材料化、「脳死体」を利用してのバイオ医薬品の生産など、様々な目論見が暗躍している。

② ＥＳ細胞やｉＰＳ細胞による再生医療

他人の死をあてにした臓器移植に対し、より抵抗のない、受精卵の段階で作成されるＥＳ(胚性幹)細胞、自らの体細胞を使って作られるｉＰＳ(人工多能性幹)細胞による再生医療が、脚光を浴びている。大学と企業が一体となり、国も莫大な予算をつぎ込み、あらかじめ誰にでも利用可能なiPS細胞を備蓄しておく「ストック事業」を実現し、多大な経済的効果が期待されている。

関連して二〇一七年八月、出生時のへその緒や胎盤に含まれるさい帯血(造血細胞が豊富で、白血病などの血液疾患の治療に有効とされる)を、一部の業者や医療機関が利潤追求のために、がんの治療や美容を目的として不正に利用し、刑事事件へと発展した。従来より、子どもが将来病気になった時の治療のため、民間バンクが家族の依頼を受け有料で保管したり、全国に六カ所ある公的バンクが産婦から提供を受けて保存していたものである。決して本来の目的以外のために使用されてはならないものであった。いずれにしろ、病気の治療や長生きのために人の臓器や組織を自由に利用したり入れ替えたりすることが可能な社会とは、人々に何をもたらすのかを、真剣に考えてみなくてはならない。

(4) 死生観の変更

人の誕生や人生における生命操作はそれに止どまらず、死の過程をも対象にしている。脳死＝人の死とする死の概念の変更はその一つだが、これからの社会を大きく規定していくものとして、「尊厳死」概念の流布はその最たるものである。既に医療現場では、先取り的な診療方針や処置が実践されているし、世間では「平穏死」「自然死」といった言葉が独り歩きしている。医療や介護(福祉)に関わる制度変更の中で、取り残され世間の片隅に追いやられるのは、病弱、障害、寝たきり、認知症の高齢者であり、神経難病の人々である。生きていく上で、常に社会保障という公助を要する人々であり、国はもはやその人々を扶養する義務を放棄しようとしている。そこで画策されているのが「尊厳死法」の成立なのである。

近年の動きとしては、二〇一一年一二月、超党派の衆参議員約一二〇名で運営される「尊厳死法制化を考える議員連盟」（二〇〇五年発足。二〇一五年五月に「終末期における本人意思の尊重を考える議員連盟」と改称）が、「尊厳死法案」の国会上程へ向け本格的に始動した。二〇一二年三月、「尊厳死議連」が「終末期の医療における患者の意思の尊重に関する法律案」（「尊厳死法案」）の第一案「終末期の患者が延命措置を望まない場合、措置の不開始」、続いて六月、第二案「同、既に実施されている措置の中止」を医師が行った場合でも責任を問われない、を公表した。同年一二月には衆議院が解散したため、「尊厳死法案」の国会提出をいったんは断念した。このような経過の中で、「尊厳死議連」が国会上程を予定していた第一条から第十三条に及ぶ「法案」（第二案）の主な項目を抜粋し紹介する。

「尊厳死法案」（第二案）

第一条（趣旨）：この法律は、終末期に係る判定、患者の意思に基づく延命措置の中止等及びこれに係る免責等に関し必要な事項を定めるものとする。

第二条（基本的理念）：〈略〉

2．終末期の医療に関する患者の意思決定は、任意にされたものでなければならない。

3．〈略〉

第三条（国及び地方公共団体の責務）：国及び地方公共団体は、終末期の医療について国民の理解を深めるために必要な措置を講ずるよう努めなければならない。

第四条(医師の責務)：医師は、延命措置の中止等をするに当たっては、診療上必要な注意を払うとともに、終末期にある患者又はその家族に対し、当該延命措置の中止等の方法、当該延命措置の中止等により生ずる事態等について必要な説明を行い、その理解を得るよう努めなければならない。

第五条(定義)：この法律において「終末期」とは、患者が、傷病について行い得る全ての適切な医療上の措置(栄養補給の処置その他の生命を維持するための措置を含む。以下同じ。)を受けた場合であっても、回復の可能性がなく、かつ、死期が間近であると判定された状態にある期間をいう。

2．この法律において「延命措置」とは、終末期にある患者の傷病の治癒又は疼痛等の緩和ではなく、単に当該患者の生存期間の延長を目的とする医療上の措置をいう。

3．この法律において「延命措置の中止等」とは、終末期にある患者に対し現に行われている延命措置を中止すること又は終末期にある患者が現に行われている延命措置以外の新たな延命措置を要する状態にある場合において、当該患者の診療を担当する医師が、当該新たな延命措置を開始しないことをいう。

第六条(終末期に係る判定)：前条第一項の判定(以下「終末期に係る判定」という。)は、これを的確に行うために必要な知識及び経験を有する二人以上の医師の一般に認められている医学的知見に基づき行う判断の一致によって、行われるものとする。

第七条(延命措置の中止等)：〈略〉

第八条(延命措置の中止等を希望する旨の意思の表示の撤回)：〈略〉

第九条(免責)：第七条の規定による延命措置の中止等については、民事上、刑事上及び行政上の責任(過料に係るものを含む。)を問われないものとする。

第十条(生命保険契約等における延命措置の中止等に伴い死亡した者の取扱い)：〈略〉

第十一条（終末期の医療に関する啓発等）：国及び地方公共団体は、国民があらゆる機会を通じて終末期の医療に対する理解を深めることができるよう、延命措置の中止等を希望する旨の意思の有無を運転免許証及び医療保険の被保険証等に記載することができることとする等、終末期の医療に関する啓発及び知識の普及に必要な施策を講ずるものとする。

第十二条（厚生労働省令への委任）：〈略〉

第十三条（適用上の注意等）：〈略〉

2．この法律の規定は、この法律の規定によらないで延命措置の中止等をすることを禁止するものではない。

条文中、第一条や第四条、第五条、第九条については、「終末期」や「延命措置」の定義があいまいで、医療現場において医師がいかようにも判断し実行できる余地を残している。気になるのは、第二条2と第六条との関係。「患者の意思」と「医師の判断」が同列に述べられており、医療現場における医師―患者関係においては、医師の判断が優位に置かれる可能性が高い。確かに第七条には、「患者が延命措置の中止等を希望する旨の意思を書面（など）により表示している場合（当該表示が満一五歳に達した日後にされた場合に限る。）」と、医師が一方的に決定することを禁ずるために一定の条件を付加している。その反面、第十三条には2が明記されており、医師の自由裁量の余地を残している。

そもそも第十三条は、実際の臨床現場においてたびたび経験する窮極の選択としての治療削減・中止を想定しての文案と思われる。しかしあくまでも個々の患者・家族と医療者との関係において実行されるべきであり、間違っても一般化されたり、法律化されるものではない。

第三条や第十一条で明らかなように、一五歳以上になれば尊厳死に関する「リビングウィル」(生前の意思表明)を実行することを、国や地方行政が勧めていく(健康保険証や運転免許証に記載することをキャンペーン)とされている。そのために、教育現場や保健所、おそらく医療機関でも、尊厳死に関する啓発活動を行う。いずれ尊厳死が道徳的価値、生きる指針となり、それを表明することが市民の義務となることが目論まれている。反対に尊厳死カードを持たない人、「延命治療」を望む本人・家族は、「異端者」「非国民」とするレッテルが張られかねない状況を迎えるかもしれない。尊厳死に反対する医療関係者も同じ運命に遭う。「あなたたちのやっていることは国を亡ぼすことに繋がるのだ」と。

全体を通じて、同法案は医療現場で「安楽死・尊厳死」に加担した医師の保護を目的とするものに他ならない。ひいては、かつてのナチス・ドイツ同様、国家の安楽死政策に医療者を巻き込み、社会の流れを主導する(国策を体現する)主体に仕立て上げる意図を内在したものである。

尊厳死法制化を見越して、二〇一四年四月には日本集中治療医学会、日本循環器学会、日本救急医学会の三学会より、「救急・集中治療における終末期医療における提言」(ガイドライン)が発表された。患者・家族の意向によって、以下のような五通りの案が示されている。
①患者の意思あり→本人の意思に従い治療の開始・中止を決定
②患者の意思なし
ⅰ 家族が治療を希望→「状態が重篤で救命が不可能」であることを伝え、再確認

ii 家族が中止を受け入れ→延命措置を中止
iii 家族が判断できない→医療チームが判断
iv 家族がいない→医療チームが判断

終末期の過程がマニュアル化され、医療者はそれに従い機械的に対応する。人々の生死が機械的対応を受けるような医療・看護のあり方は、高次脳機能障害のような本人の精神・心理、社会的条件、家族関係など様々な要素を考えなくてはならない状況においても、同様に機械的対応に終始することにならないであろうか。

二〇一七年三月一八日、大阪において講演会「世界的に生命が差別化されていく現実に抗《あらが》う――あらためて生命の尊厳を考える」が行われ、児玉真美さん（欧米における生命操作の実態をレポートした『アシュリー事件――メディカル・コントロールと新・優生思想の時代』生活書院、二〇一一年の著者）が世界における人権・人命の現状について報告した。既に欧米諸国において、「安楽死」「尊厳死」の名の下に、「死ぬ権利」や「無益な治療」が両輪の輪として実行されている事実が詳細に語られ、実は日本における病院会や各医学会の動向もそれを内包しているとの厳しい指摘がなされた。

医師が介入することによって合法化されるという、かつてのナチス・ドイツにおける医師による殺人（「医療の名による殺人 medicalized killing」米精神分析学者ロバート・J・リフトン）が現代世界において実行されている事実が述べられたものであり、生命《いのち》の行く末を改めて真剣に考えさせられる場であった。

今日の医療・医学の変質は、単に病気の診断や治療のための技術を高めることに止どまらず、人間の根本的存在の意味を変更させる役割を果たすに至っている。精神面や心理面はおろか、個人の社会的立場、人間関係までも左右しかねない高次脳機能障害は、医療・医学によってもたらされる生命観の変更に、今後翻弄され続けていくのではないだろうか。

●終章に関する引用・参考文献

八木晃介『生老病死と健康幻想――生命倫理と優性思想のアポリア』(批評社、二〇一六年)
『現代思想　緊急特集・相模原障害者殺傷事件』(青土社、二〇一六年一〇月)
「相模原事件の問い」(熊谷晋一郎、熊田佳代子、有薗真代氏各論文)(『世界』第八八七号、岩波書店、二〇一六年一〇月)
「相模原・障害者施設殺傷事件――何が問われているか」(『季刊福祉労働』第一五三号、現代書館、二〇一六年一二月)

参考資料

資料1　びまん性軸索損傷（DAI）や軽度外傷性脳損傷（MTBI）に関する画像診断（概説）

文献1「びまん性軸索損傷に対するdiffusion tensor imagingとfiber tractographyの有用性検討」

（1）**原理**：びまん性軸索損傷（DAI）は、高次脳機能障害が存在している場合でも、同障害の存在を証明する異常所見が、これまでのCTやMRIなど画像診断では描出されない場合が多い。この点は二〇〇四年発表の厚労省の「高次脳機能障害診断基準」でも盲点になっている。そこで、脳白質病変を描出しやすい拡散テンソル画像（DTI）と、脳白質繊維を描出したファイバートラクトグラフィー（FT）を用いて、DAIの評価を行った。

DTIでは、生体内分子の拡散の仕方をみることで、脳白質内の神経線維の方向がそろっているかどうかを判断することが可能。FTでは、DTIの解析により神経線維の走行を三次元的に描出することができる。DTIやFTの検出によって脳白質の損傷の状況、すなわちDAIの部位や程度を明らかにすることが可能になる。神経線維の方向性がそろっていることを示すパラメーターとしてFA（fractional anisotropy）値が用いられ、その値が低ければ、神経線維がより不揃いであることを表す。

（2）**方法と結果**：健常者九名と高次脳機能障害を有するDAI患者（Gennarelli分類で「意識障害が六時間以上持続したもの」）九名を対象とした。DAI群において、MRIのT1強調画像やT2強調画像では、六名が「異常なし」、三名が「軽度脳室拡大」「両側前頭底部に低(高)信号域」が認められた。

DTIにおいて、線維の方向性を表す指標が、DAI群では脳梁や脳弓、前頭葉、頭頂葉皮質下において、健常群に比べ異常を示した。FTでは、全てのDAI群で脳梁や脳弓の線維の描出が不良であった。FA値は、DAI群で脳梁、脳弓、前頭葉や頭頂葉の皮質下白質で健常群と比し有意な低下を認めた。特筆すべき事例として、六六歳・男性において、事故後「年齢に伴う認知症」とされていたのが、DTI、FTで異常が発見され、「事故による後遺症」が証明された。

(3)**まとめ**：DAIは頭部の回転性損傷によって生じやすく、脳梁、脳幹、大脳白質など、従来の画像診断ではとらえにくい部位が損傷を受けやすい。DTIはDAIによる軸索損傷の程度を量的に、FTは可視的イメージとして描出したものである。今回のDAI群は全てで脳梁の損傷がみられたが、「半球離断症状」はみられていない。これは早期の段階では離断症状を呈しても、慢性期には代償機能が働き症状が軽減(消失)することを表している。

DTIやFTの所見から、DAIでは軸索損傷が広汎に生じており、全般的なネットワークの障害が生じていることが推定される。脳弓も損傷を受けていた事実は、海馬→脳弓→乳頭帯→帯状回に至る回路が障害を受けていることを表し、記憶障害をもたらすことが推定される。DTIおよびFTは、交通事故などの後遺障害認定の際に客観的な情報を提供し、「原因が見えない障害」から「原因が見える障害」へと変わっていく可能性が高い。

文献2「びまん性脳損傷による高次脳機能障害の画像解析」

(1)**原理**：最近、脳震盪などの軽度外傷性脳損傷(MTBI)が高次脳機能障害の発生に関与しているのではないかということが注目されているが、MRIなどの形態的画像法ではとらえられないことが多い。神経伝達機能を半定量的に表現できるPET分子イメージング法の応用を解決手段として試みた。PETにより、大脳皮質機能を画像化するブドウ糖代謝の測定（ＦＤＧ－ＰＥＴ）と、神経細胞分布を反映する中枢性ベンゾジアゼピン受容体分布の計測法（ＦＭＺ－ＰＥＴ）の解析を行った。他の論文より、ＦＤＧとＦＭＺ両者の低下は不可逆的な（回復不能な）大脳皮質損傷を表わす。一方、ＦＤＧが低下してもＦＭＺが維持されている場合は、皮質機能が可逆的であることが分かっている。以上の裏付けのもと、ＦＤＧ－ＰＥＴとＦＭＺ－ＰＥＴをびまん性軸索損傷（ＤＡＩ）と脳震盪の事例に施行した。

（２）結果

①ＤＡＩ：八名のＤＡＩ患者（全例、受傷後長期の意識障害の後、様々な高次脳機能障害を有するも、ＭＲＩ上の所見に乏しい）と正常被験者との比較を行った。ＦＤＧ、ＦＭＺ共に低下したのは帯状回であった。このことから、ＤＡＩに共通する障害部位として帯状回があることが判明した。個々の事例について分析すると、記憶障害を含む多彩な高次脳機能障害事例では、帯状回＋両側または優位半球（一般には左脳）皮質の障害の傾向、障害が比較的軽度ではあるが社会生活において困難をきたす事例では、帯状回＋非優位半球（一般には右脳）皮質の障害をきたす傾向がみられた。

②脳震盪：受傷直後の意識障害がないにもかかわらず、その後記憶障害などの高次脳機能障害を表す事例を対象に実施した。右大脳半球皮質優位の障害を示した。**文献１**のようなＭＲＩによる拡散テンソル画像（ＤＴＩ）でも、同部位優位の障害を示し、よく相関した。

（３）まとめ：ＤＡＩや脳震盪（ＭＴＢＩ）によって生じる高次脳機能障害について、機能異常の部位をＰＥＴの所見としてとらえることが可能であり、ＭＲＩの拡散強調画像（ＤＷＩ）とよく対応することが判明した。

文献3 **"Utility of Fractional Anisotropy Imaging Analyzed by Statistical Parametric Mapping for Detecting Minute Brain Lesions in Chronic-stage Patients Who Had Mild or Moderate Traumatic Brain Injury"**（軽度または中等度のＴＢＩの慢性期患者において、原因となる脳部位を探索するためのＳＰＭ（統計学的画像解析）を用いて指標としたＦＡ値描出の有用性）（以下、英論文の要約）

（1）**原理**：軽度や中等度のＴＢＩの慢性期に「高次脳機能障害」がみられることがある。びまん性軸索損傷（ＤＡＩ）がその原因であることが多いが、神経学的画像診断ではとらえにくいことによって、そのような場合は「見えにくい脳障害」として扱われる。このような障害は、ＤＡＩの結果生じた大脳皮質や大脳辺縁系を含む深部構造の機能的・器質的障害に起因することが近年分かってきた。ＤＡＩ患者においては、各所の脳白質における軸索の破壊で特徴付けられる。ＤＡＩを描出する画像として、拡散テンソル画像（ＤＴＩ）がより有用であり、神経線維の走行を知ることができる。

（2）**方法**：交通事故後の軽度〜中等度ＴＢＩによる高次脳機能障害を生じた二五名の患者を対象とした。どの患者もＭＲＩにて器質的異常所見はみられていない。八名がＭＴＢＩ（受傷時、ＧＣＳ：13〜15点）、一七名が中等度ＴＢＩ（ＧＣＳ：9〜12点）であった。二〇〜五〇歳以上のボランティアを募り、比較した。以上の人々に対し、ＭＲＩやＤＴＩを施行した。

（3）**結果**：① 患者とコントロール群：患者群において、脳梁、帯状束、脳弓、視床、両側前頭葉、頭頂葉、後頭―前頭束、上縦束、下縦束のＦＡ値（文献1参照）の低下が明らかにみられた。

② 患者と同様な年齢のコントロール群との比較：一六名にＦＡ値の低下がみられ、うち九名はＴ２＊強調画像で異常所見を示した。また、Ｔ２＊強調画像で所見を呈した一〇名中九名がＦＡ低値であった。このように、ＦＡ値は解剖学的にＴ２＊強調画像の所見と相関した。脳損傷の描出に敏感なＦＬＡＩＲ（fluid-attenuated inversion recovery）法で所見を認めた四名もＦＡ低値を示した。八名のＭＴＢＩについてはＴ２＊強調画像でもＦＬＡＩＲ法でも所見を呈さず、三名のみがＦＡ低値を示した。ＭＴＢＩと中等度ＴＢＩにおいて、ＦＡ値は明ら

かな差を示した。

(4)**具体的症例**：① 中等度TBIの一九歳・男性：交通事故後五日間の意識障害があるも保存的に治療。記憶障害、易怒性など様々な高次脳機能障害あり。MRIにて、T1・T2強調画像、FLAIR法では異常なく、T2*強調画像で、脳内各所に出血性の挫傷所見を呈した。FT(文献1参照)は脳梁の一部の欠損を認めた。両側前頭葉、右側頭葉、脳梁において、FA値が著明に低下していた。② MTBIの四一歳・女性：交通事故により、軽度な閉鎖性の頭部外傷を受けた。注意・記憶・情報処理能力の障害を生じた。一般的MRI、FTにおいては正常であった。脳梁のFA値のみ著明に低下した。

(5)**考察**：TBI後に高次脳機能障害を生じる原因の仮説として、剪断や神経麻痺による直接的な機能的・器質的神経線維の断裂か、または脳の遠隔を結ぶネットワークの断裂による二次的な機能障害がある。MTBIや中等度TBIの慢性期において、生前にDAIという診断をつけることは、神経学的画像診断なしには困難である。一般のMRIでは正常に描出されることで、DAIの事実やTBIの訴えを否定することもあり得る。FA−SPMによる画像は、T2*強調画像やFLAIR法に比し、脳白質や深部構造におけるDAIによって生じた病巣の検出に優れている。本法は、外傷後に認知や行動・感情の障害をきたした患者の脳部位の変化を検出することに役立つであろう。

文献4「高次脳機能障害を引き起こす外傷性脳損傷の画像評価——特にびまん性脳損傷慢性期の画像について」

(1)**背景**：交通事故後、臨床症状があるにもかかわらず、急性期の画像で異常がなく、受傷時意識障害が軽度である症例は診断に苦慮する。そこでMRIやSPECT、PETに関する新しい知見について報告する。

(2)**MRI**：① 構造的MRI所見：一般のT1・T2強調画像、FLAIRによってびまん性の脳萎縮(特に脳梁、脳弓、脳幹)がとらえやすい。T2*強調画像やSWI(susceptibility-weighted image 磁化率強調画像)では微小出血後のヘモジデリン沈着(特に脳梁、大脳基底核、大脳半球深部白質)が見られる。

②ＤＴＩ(拡散テンソル画像)：神経線維の周囲に存在する異方性の強さの指標となるＦＡを画像化したmapを作成。ＦＡ値の低下は器質的神経軸索損傷を表わす。脳梁、脳弓、放線冠、半卵円中心、帯状回などで見られ易い。ＦＡ－ＳＰＭ image(個別解析)により、脳梁や脳弓において優位にＦＡ値が低下しており、びまん性脳損傷(ＤＢＩ)で最も損傷を受けやすい。

(３)ＦＤＧ－ＰＥＴ、ＥＣＤ－ＳＰＥＣＴ：脳代謝の指標となるＦＤＧ－ＰＥＴや脳血流の指標となるＥＣＤ－ＳＰＥＣＴにおいて、ＤＢＩ後の高次脳機能障害の例では、両側の帯状回、前頭前野内側、前頭葉底部、視床において、優位な低下が観察された。

(４)考察：頭部コンピューターモデルを用いた衝撃実験において、前後方向回転・左右方向回転・水平回転の場合、脳幹と脳梁を中心とした、帯状回、脳弓、視床、大脳半球深部白質に最大の応力が生じている。従って、ＭＲＩやＰＥＴ、ＳＰＥＣＴによる器質的・機能的な画像診断法によって解明されたＤＢＩについて、以下のように推論することが可能である。「「高次脳機能」とは大脳新皮質、大脳基底核、大脳辺縁系それぞれと、それら相互の情報伝達回路(ネットワーク)の統合された機能を指すと考えられる。びまん性脳損傷の本質は剪断力による軸索損傷と考えられるので、大脳新皮質、大脳基底核部、大脳辺縁系における相互の情報伝達回路がこれらの部位の軸索損傷により破綻することによって高次脳機能障害が出現する。(中略)びまん性脳損傷後に出現する高次脳機能障害は外傷時に脳に加わる剪断力で器質的損傷を受けた一次的損傷部位の機能障害、すなわち一次的損傷で損傷された軸索が担っていた情報伝達回路の機能障害、さらにそれら軸索損傷に起因する神経伝達・伝導障害によって生じた二次的損傷部の機能障害が合わさった障害と考えられる」。

文献５　**「脳神経外科医が知っておくべき脳外傷後高次脳機能障害の特徴と診断」**(論文中、主に画像診断に関する記載部分について概説)

(１)急性期の意識障害に関して：急性期の画像診断で異常所見を欠く軽度脳震盪や脳震盪もびまん性軸索損傷

（DAI）スペクトラムに属し、可逆性軸索損傷と非可逆性軸索損傷（脳実質損傷）が量的に連続する。脳震盪の中には、受傷後に示す高次脳機能障害が一過性の症状で終わらない非可逆性軸索損傷も存在する。従って受傷時の意識障害の有無のみでは脳外傷の重症度は論じられない。これまで自賠責保険では、半昏睡以上の意識障害（JCSで三桁かGCSで8点以下）が六時間以上続くか、軽症意識障害（JCSが二桁から一桁かGCSで13～14点）が一週間以上続くものに限り高次脳機能障害が生じるとされた。その結果、軽症意識障害後の高次脳機能障害の該当基準は、ハードルが高く再検討が必要。

（2）**急性期の画像検査**：DAIにおいては、初期のCTで、くも膜下出血や深部白質、脳梁、脳幹部に微小な出血を生じている場合がある。DAIにおける脳損傷の描出にはFLAIR画像が優れ、非出血性の剪断損傷が高信号として描出される。脳内微小出血の検出には、T2*WI（$T2^*$-weighted imaging T2*強調画像）やSWIが感度が高い。DWI（diffusion-weighted imaging 拡散強調画像）は急性期の二次性損傷による脳虚血により生じる梗塞巣の早期検出に優れる。さらに、大脳白質や脳梁の異常がDTI、脳外傷の重症度が白質FA値によって示される（文献1参照）。

（3）**慢性期の画像診断**：脳室拡大や海馬の萎縮は一連の行動を遂行するための認知機能の低下をもたらし、脳梁や帯状回、脳弓の萎縮は他者とのコミュニケーションや社会生活のための認知機能の低下をもたらす。一方、脳室拡大が見られない例もあり、「脳室拡大がないので高次脳機能障害ではない」とするのは誤りである。

（4）**慢性期の機能的画像診断**：SPECTやPETを用いた分子イメージングにおいて、脳震盪を含む軽～重症のDAI後に高次脳機能障害を生じた症例では、両側内側前頭回、前方帯状回などの前頭葉内側面に神経細胞障害が認められたことから、以下が理論的に説明できる。「頭部外傷受傷時に頭部に対する回転加速・減速によって、主として両側大脳半球をつなぐ神経線維束からなる脳梁前方および両側前頭葉白質に高いずり応力が発生することによりDAIが生じ、その後緩徐に進行する軸索のワーラー変性〔神経が切断された場合、切断面の軸索や髄鞘に生じる変性〕に伴って、両側の内側前頭回や前部帯状回に「逆行性皮質神経死（脱落）」が生じた」。

●資料1に関する引用・参考文献

杉山謙 他「びまん性軸索損傷に対する diffusion tensor imaging と fiber tractography の有用性検討」(“*Jpn J Rehabil Med*” 第四四巻第九号、二〇〇七年、五二八―五四一頁)

成相直 他「びまん性脳損傷による高次脳機能障害の画像解析」(日本脳神経外科コングレス『脳神経外科ジャーナル』第二〇巻第一二号、二〇一一年一二月、三輪書店、八八〇―八八六頁)

Yoshitaka Asano et al., Utility of Fractional Anisotropy Imaging Analyzed by Statistical Parametric Mapping for Detecting Minute Brain Lesions in Chronic-stage Patients Who Had Mild or Moderate Traumatic Brain Injury: The Japan neuro-surgical Society, *Neurologia Medico-Chirurgica*, Vol. 52-No. 1, January 2012, pp. 31-40)

篠田淳 他「高次脳機能障害を引き起こす外傷性脳損傷の画像評価――特にびまん性脳損傷慢性期の画像について」(日本脳神経外科コングレス『脳神経外科ジャーナル』第二二巻第一一号、二〇一三年一一月、三輪書店、八四二―八四八頁)

河井信行 他「脳神経外科医が知っておくべき脳外傷後高次脳機能障害の特徴と診断」(日本脳神経外科コングレス『脳神経外科ジャーナル』第二六巻第三号、二〇一七年三月、三輪書店、一八五―一九四頁)

資料2　軽度外傷性脳損傷(MTBI)に関する定義・ガイドライン・報告・解説

(1)Ommaya-Gennarelliによる頭部へのエネルギー負荷に関する仮説(一九七四年)

頭部が前後・左右に揺さぶられエネルギー負荷がかかると、大脳皮質→皮質直下の白質→深部白質(脳梁)→脳幹へと「求心性連鎖」が生じ、神経損傷(神経細胞軸索損傷)、血管損傷が生じる。

重症度	定義			
	GCS	LOC	PTA	危険因子
軽症				
カテゴリー0	15	—	—	—
カテゴリー1	15	30分以下	1時間以下	—
カテゴリー2	15	—	—	＋
カテゴリー3	14, 13	30分以下	1時間以下	＋／−
中等症	12〜9	30分〜 1週間	1時間〜 1週間	
重症	8〜3	1週間以上	1週間以上	

LOC(loss of consciousness)：意識消失

表：EFNSによるMTBIガイドライン

(2)アメリカ・リハビリテーション医学会(一九九三年)

ＭＴＢＩの定義として、以下のうち最低一つ以上を満たすものとする。

①約三〇分以内の意識消失。
②事故直前または直後の記憶喪失。
③受傷時の精神状態の変化(ぼんやり、失見当識)。
④一過性または持続性の局所神経学的障害。

また、以下を条件として加える。

①三〇分後のグラスゴー昏睡尺度(ＧＣＳ)が13〜15。
②外傷後健忘(ＰＴＡ)が二四時間以内。

これらの条件が急性期においては記載されていない場合があることについて、注意が喚起されている。ＣＴ、ＭＲＩ、脳波(ＥＥＧ)、神経心理学的評価が正常な場合もあることが追記されている。

(3)神経学会ヨーロッパ連盟(ＥＦＮＳ)によるＭＴＢＩガイドライン(二〇〇二年)

ＧＣＳスコア：13〜15、三〇分以内の意識消失、一時間以内のＰＴＡに加え、以下一三項目の頭蓋内病変の合併を疑わせる危険因子の有無を確認。

①受傷歴が不明
②PTAの持続(GCSの「言葉による応答」4点(錯乱状態)と同じ意味になる)
③三〇分以上の逆行性健忘
④頭蓋骨(陥没または頭蓋底)骨折の臨床徴候を含む、肋骨より上の外傷
⑤激しい頭痛
⑥嘔吐
⑦局所神経症状
⑧けいれん
⑨二歳以下
⑩六〇歳以上(カナダのガイドラインでは六五歳以上)
⑪血液凝固障害
⑫高エネルギー事故(時速六四キロ以上の自動車事故、車の大破・横転、車内からの救出に二〇分以上かかる、運転席の三〇センチメートル以上の圧縮、六メートル以上の転落、車と歩行者の事故、時速三二キロ以上の二輪車事故)
⑬アルコールまたは薬物中毒

以上を確認した結果、前頁の表のように判断される。MTBIがさらにカテゴリー0〜3に分けられる。

(4)CDC(アメリカ疾病対策予防センター)報告(二〇〇三年)

1 序文:MTBIの予後(その後の経過)が実際には軽いものではないことが認識された。これを、疫学的に調査すべき公衆衛生上の問題とした。

2 要旨:米国では毎年一五〇万人以上がTBIを経験。MTBIは七五%と推定。MTBIの人は長期間、あるいは永続的に障害を起こし、日常生活や社会生活上の支障をきたしている。MTBIの発生機序としては、

頭部が直接固いものに衝突しなくても、脳に何らかの加速度(減速度)のエネルギーが働いた場合に生じる。急性期から慢性期に至る症状として、下記の一つ以上が引き起こされる。

① 一過性錯乱、見当識障害、意識障害
② 受傷前後の記憶障害
③ 三〇分以内の意識消失
④ 損傷後の頭痛、めまい、疲労、集中力低下

3 結論：MTBIを被った多くの人は、損傷時に医療的ケアはなく、数日〜数カ月後診療を受けることが多い。中には失業することもあり得る。症状としては、注意力・集中力低下、情報処理スピード低下、記憶障害が一般的、持続的にみられる。このような状態について、医療者や介護者が理解していない場合が多い。

(5)国際脳損傷協会第五回世界大会(二〇〇三年五月、スウェーデン・ストックホルム)において、CDCより配布された小冊子「脳震盪と脳外傷について の事実——どこに援助を求めるか」(抜粋)

あなたが脳外傷をうけても意識を失わないこともあります。単にめまいがしたり頭が混乱したりするだけの人もいるし、時には鞭打ちでも脳外傷を起こすことがあります。

脳は非常に複雑なので脳外傷は一人一人が違っています。ある症状はすぐに現れるでしょうが、ある症状は脳震盪後何日も何週間も現れないこともあります。時には、人々に自分が問題を持っていると認識させたり受け入れたりすることを外傷が困難にしています。

脳震盪の症状は些細なこともありえます。初めのうちは問題が患者や家族や医師に見過ごされてしまうかもしれません。患者はそれまでとは違った行動をしたり感じ方をしたりしているときでさえも元気に見えるでしょう。(中略)

脳震盪と呼ばれる脳外傷のタイプには多くの症状があります。これらの症状は普通は一時的ですが、何日も

何週間も、あるいはそれ以上に続くこともあります。一般には、もしもあなたが「なにか変だ」とか「ぼやーとする」と感じたら、あなたは医師に話すべきです。

以下は脳震盪にみられるいくつかの症状です。

•軽い頭痛だが消失しない　•いつもよりトラブルが多くなる(記憶すること、注意集中すること、仕事を整理すること、なにかを決定すること、問題を解決すること)　•考えること、行動すること、話すこと、読むことがゆっくりになる　•首が痛い　•エネルギーがなく、常に疲れた感じがする　•睡眠パターンが変わる(以前より長く眠るようになる、眠れない)　•感受性亢進(音、光、気の散るもの)　•目がぼやける　•目が疲れやすい　•味覚や嗅覚の消失　•耳鳴り　•性欲の変化　•気分の変化(かなしかったり不安だったりぼんやりした感じがする、すぐにイライラしたり些細なことや理由なしに怒る、やる気が起らない)

(6)WHO(世界保健機関)報告(二〇〇四年)

一九八〇年から二〇〇二年の間に発行されたMTBIについての論文中、科学的に信用できる三一三の研究を参考にした。定義としては、「外部からの物理的な力から頭部にかけられる力学的エネルギーがもたらす急性の脳損傷」とする。その基準は以下の通り。

① 錯乱、または見当識障害、三〇分以内の意識消失、二四時間未満の外傷後健忘、及び/或いは、局部的兆候、けいれん発作、一過性の神経学上の異常。

② 損傷後三〇分以上経って後のGCSが13~15。

現実問題として、MTBIの患者が救急病院において的確な評価を受けることはない。

(7)WHO報告(二〇〇七年)

TBIはGCSの点数により、以下のように分類できる。軽度頭部損傷:GCS13~15、中度頭部損傷:G

CS9〜12、重度頭部損傷：GCS3〜8。

MTBIの患者でも、一〜六%の確率で悪化の危険性がある。ある共同研究においては、負傷前健全な若いMTBI患者でも、その三分の一が身体的に良好な経過をたどらなかった。MTBIに対しては、従来リハビリテーションが過小評価されていた。多くの患者は適切な情報を与えられることで、特別な処置がなくても順調に回復するはずである。

(8)頭部外傷による高次脳機能障害者の追跡調査結果(二〇〇七年二月)

日本大学、久留米大学、武蔵野赤十字病院が共同で行った、計一三二名の頭部外傷患者に対する調査報告。受傷時の状況として、GCSスコアで分類すると、3〜8：重症は三五名、9〜13：中等症は五二名、14〜15：軽症は四五名、となった。全例において、外傷後健忘(PTA、外傷後に残る軽度の意識障害。場所や日時が理解できず、返事をしていても全く記憶に残らない。一見意識清明に見えるが、同じ質問をくり返したり、その時のことを後で聞いても、全く覚えていない)が、四八時間以上継続した。予後の判定について、GOS(Glasgow Outcome Scale グラスゴー予後判定)を用いて五段階で評価した結果は、以下の通りであった。

Good recovery(GR)：正常に復帰	九六名
Moderate disability(MD)：日常生活は自立	三一名
Severe disability(SD)：介護に依存した生活	三名
Vegetative state(VS)：植物状態	〇名
Death(D)：死亡	〇名
不明	二名
	(計 一三二名)

七三%が正常に復帰(GR)し、一二七名(九六%)が転帰良好(GR+MD)と判定された。

社会復帰について、復学や復職がほぼできた者は五〇％に満たない状態であった。全く復帰できなかった者が四〇％おり、GRの比率と大きく食い違っていた。重度の身体障害は一名のみであったことから、復帰できない原因として高次脳機能障害の存在が示唆された。PTAが四八時間以上のTBI患者の場合、全体から完全に社会復帰できた四七名を除く、八五名(六四％)に高次脳機能障害が認められたことになる。したがって、GOSのGR群中にかなり多くの同障害者がいることが推定された。

転帰とGCSスコアについて検討してみると、一〇〇％復帰できた人と、就学・就労へ復帰できない人、日常生活そのものも困難な人との間で、GCSの値に大きな差がみられていない。GCSがいいにもかかわらず、予後(転帰)が悪い例が多いことが想定された。GCS14〜15の軽症例に限ってみたところ(PTAは四八時間以上)、四五名中二七名しか一〇〇％の復帰はできず、残り一八名は何らかの復帰困難を呈していることが分かった。急性期医療機関におけるGCSのみの評価では、将来的な高次脳機能障害が見逃される危険性のあることが判明した。

(9)CDC(二〇〇八年)報告——報告書からの抜粋

1 **摘要**：本臨床指針の基準として以下を条件とした。頭部への侵入性外傷がないこと。損傷を受けてから二四時間以内に救急科(ED)に来院していること。EDにおける当初の診断がGCSで14または15点であること。年齢一六歳以上であること。

2 **序言**：MTBIの五〜一五％は、受傷して一年後に機能障害が残る。米国リハビリテーション医学会(一九九三年)による、MTBI診断のための基準(以下の少なくとも一項目が該当)は次の通り。

① 三〇分以内の任意の時間の意識消失および三〇分経過した後のGCSスコア13〜15。
② 事故直前または事故直後の出来事についての記憶喪失と二四時間以内の外傷後記憶喪失。
③ 事故当時、何らかの精神状態の変化(放心状態、失見当識、混乱など)。

CDCによるMTBIのための概念的定義(二〇〇三年)：鈍的外傷または減速に起因する頭部への損傷の発生があり、損傷によるものと考えられる以下の条件が、ひとつ以上認められる。

①任意の時間の一過性の混乱、失見当識、または意識障害が自己申告または観察される。

②受傷時前後の期間に、任意の時間の記憶障害(記憶喪失)が自己申告または観察される。

③そのほかの神経学的または神経心理学的障害の兆候が観察される。

④三〇分以下継続する任意の時間の意識消失が自己申告または観察される。

3　**検討事項**：GCS14~15点をMTBIの対象基準とした。そのうえで以下に対し、検討を加えた。

①EDにおいて、どのTBI患者がCTを受けるべきか。

　MTBIを受傷した患者の多くは、医療機関を訪れないため、実際のMTBI発生率の過小評価の原因となっている。MTBIに関するもっと徹底した正確な疫学的評価が必要。初期のCTスキャンでは正常で、神経学的検査結果も正常であるにもかかわらず、後で頭蓋内病変が表れてくる、少数ではあっても重要な数の患者を、タイムリーに識別するのを支援するため、もっと決定的な証拠が必要。

②EDでのMTBIの診断で、MRIがCTより優れる役割があるか。

　一四歳から一九歳までの正常なCT結果のある、GCS15の患者一〇名について拡散テンソル画像を用いた研究によれば、震盪後症状の重篤度と拡散テンソル画像上の異常との間に相関関係があることが明らかにされた。技術の進歩により、その取得と解釈が容易になるにつれて、標準的な画像診断手順の中に組み込まれていく可能性は高い。CTで検出される病変と対比して、MRIで検出される病変が脳神経外科的判断を変える可能性は低いが、それでも臨床的に意味のあるデータを提供し、MTBIの診断、予後予測、及び治療管理の精緻化を可能にするものと考えられる。

③MTBI患者で、神経学的に正常でCT上も異常がない場合、EDから退院させても大丈夫か。

　MTBI患者をEDから退院させる決定は、適正な退院指示書と組み合わせて行わなければならない。

ほとんどのＭＴＢＩ退院指示書中での欠落事項として目立つのは、患者が震盪後症状を発現する可能性があることについて、何も言及されていないことである。こうした症状の内容は、身体的、認知的、及び情動的症状であり、頭痛、睡眠障害、めまい、空間識失調、吐き気、疲労感、騒音・光に対する過敏症、注意・集中力障害、記憶力障害、いらいら、落ち込み、不安、及び情緒不安定などを含む。

ＧＣＳスコア15、正常な頭部ＣＴスキャン結果の患者には、ＭＴＢＩに関連する、認知的、心理社会的、及び神経行動学的異常を発現するリスクが残っている。これらの震盪後症状は、患者の個人的、金銭的、及び社会的生活に不利に影響する可能性がある。したがって、今後の研究においては、リスクのある患者を識別する仕組み及び障害を軽減または防止する可能性のある治療介入を明らかにしていかなければならない。

(10)三五年間の脳神経外科医としての経験より、ＭＴＢＩによる高次脳機能障害を語る(抜粋、島克司防衛医科大学校名誉教授、二〇一二年一一月)

二〇〇四年に行政的な見地から作成された高次脳機能障害の診断基準には、「ＭＲＩ、ＣＴ、脳波などにより認知障害の原因と考えられる脳の器質的病変の存在が確認されている」とある。それに対し自賠責保険において、最近増えてきた紛争例に「ＭＴＢＩ後の高次脳機能障害」がある。頭部外傷後のＪＣＳ(ジャパン・コーマ・スケール)が一桁で、ＣＴ画像に異常がなく軽症と診断されたにもかかわらず、高次脳機能障害に類する認知障害や社会的行動障害が生じた事例である。ＭＲＩ検査でもルーチン撮影法(Ｔ1、Ｔ2、ＦＬＡＩＲ)では異常はとらえにくく、出血を伴う微細な脳損傷の多くは、ヘモジデリン検出に有用なＴ２＊強調画像あるいはＴ２＊よりも高感度の磁化率強調画像(ＳＷＩ)でなければ病変を捉えることはできない。

こうした現状を踏まえ、国土交通省からの指示を受けて、自賠責保険による脳外傷による高次脳機能障害認定システムの三度目の見直しが行われ、二〇一一年四月一日より運用が開始されている。今回の見直しのポイントは、原因疾患としてのＭＴＢＩの診断基準と新しい画像診断の有用性の確認である。検討委員会の報告書には、脳機能の客観的把握と題して、「ＣＴで所見を得られない患者で、頭蓋内病変が疑われる場合は、受傷早期にＭＲＩ（Ｔ1、Ｔ2＊、ＦＬＡＩＲ）を撮影することが望まれる」などと明記されているが、なぜか国土交通省および損害保険料率算出機構が公表した報告書のポイントには、Ｔ2＊を含む撮像法に関する記載は省かれている。

最近の知見では、意識障害あるいは健忘症を伴うＭＴＢＩに対して、3Ｔ（テスラ）ＭＲＩのＴ2＊あるいはＳＷＩを用いた前向研究で、七五〜八〇％の患者に脳挫傷の好発部位である前頭葉や側頭葉先端部の損傷やびまん性軸索損傷の存在が確認されている。ＳＷＩより感度の高い拡散テンソル画像でも、ＭＴＢＩの記憶にかかわるPapez回路（情動に関する大脳辺縁系に属する神経回路）を構成する帯状束などの損傷が確認される。ＭＴＢＩの概念は、米兵の多くが爆弾による衝撃波によってＴＢＩを受けている現実にも当てはまる。頭部損傷の病態は、現在もまだ十分に解明されているわけではないが、主な症状が高次脳機能障害であることは、一般的な頭部打撃による高次脳機能障害の発生機序を考えるうえでもきわめて興味深い。

（11）「高次脳機能障害者画像検査所見陰性例のうち軽度外傷性脳損傷（ＭＴＢＩ）と考えられる症例についての調査結果報告」（二〇一二年度厚生労働科学研究障害者対策総合研究事業「高次脳機能障害者の地域生活支援の推進に関する研究」報告、代表者：中島八十一国立障害者リハビリテーションセンター学院長、二〇一三年五月）

全国の高次脳機能障害支援拠点機関から収集した三一七八例のデータ中、画像診断が陰性であったのが五四例。うちＴＢＩの四三例中、いくつかの要素を除外してＭＴＢＩと診断したのが一五例であった。一五例中、男性八例、女性七例で、ＴＢＩを生じた男女比率を考慮すると女性に多い傾向あり。年齢は一〇〜七〇代まで均等に存在。受傷時の昏睡は全てなし。障害尺度（1〜7、数値が高いほど障害は軽い）は3：一例、4：二例、5：三例、6：六例、7：三例であった。中には、昏睡も意識障害も確認できなかったにもかかわらず、高次脳機能障害を疑われた症例が少数あった。以上より、ＴＢＩに起因する高次脳機能障害の症例について、ＭＴＢＩを考慮する必要性があると考えられた。

(12)厚生労働省労働基準局より都道府県労働局への通達「画像所見が認められない高次脳機能障害に係る障害(補償)給付請求事案の報告について」(二〇一三年六月)

従来、高次脳機能障害に関する障害認定については、「ＭＲＩ、ＣＴ等による他覚的所見はみとめられないものの、脳損傷のあることが医学的にみて合理的に推測でき、高次脳機能障害のためわずかな能力喪失が認められるもの」について、第一四級と認定されていた。これに関し、厚生労働科学研究事業における「高次脳機能障害者の地域生活支援の推進に関する研究」が二〇一三年五月にまとめられ(前述)、結論として、画像所見が認められない症例であって、「ＭＴＢＩに該当する受傷時に意識障害が軽度であるものにあっても、高次脳機能障害を残す可能性について考慮する必要性がある」とされた。その結果、画像所見が認められない場合であっても、障害等級一四級を超える障害が残る可能性があり、ＭＲＩ、ＣＴなどの画像所見が認められない高次脳機能障害を含む障害(補償)給付請求事案について、本省で個別に判断する。

●資料２に関する引用・参考文献

Ommaya AK, Gennarelli TA, Cerebral concussion and traumatic unconsciousness(脳震盪と外傷性意識障害): correlation of experimental and clinical observations on blunt head injuries(鈍的頭部外傷における実験的及び臨床的観察の相関関係), *Brain* 97: pp. 633–654, 1974.

American Congress of Rehabilitation Medicine, Definition of mild traumatic brain injury(ＭＴＢＩの定義), *J Head Trauma Rehabil* 8, pp. 86–87, 1993.

Vos PE et al., European Federation of Neurological Societies: EFNS guideline on mild traumatic brain injury: report of an EFNS task force, *Euro J Neurol* 9, pp. 207–219, 2002.

National Center for Injury Prevention and Control, Report to Congress on Mild Traumatic Brain Injury in the United States(米国におけるＭＴＢＩに関する議会への報告): steps to prevent a serious public health problem(重大な公衆衛生問題を防止するための手順), pp. 1–45(Centers for Disease Control and Prevention. Atlanta, USA. September 2003).

Facts about Concussion and Brain Injury-where to get Help, *CDC*, pp. 1–17, 2003.

Linda J. Carroll et al., Methodological issues and research recommendations for mild traumatic brain injury(ＭＴＢＩについての方法論的問題及び調査推薦): the WHO collaborating centre task force on mild traumatic brain injury (ＷＨＯ研究協力センターＭＴＢＩタスクフォース), *J Rehabil Med Suppl* 43 , pp. 113–125, 2004.

Traumatic brain injuries; Neurological disorder(神経障害): public health challenges(公衆衛生の課題), World Health Organization, pp. 164–175, 2007.

前田剛「頭部外傷による高次脳機能障害患者の追跡調査結果」(『脳外傷による高次脳機能障害患者の追跡調査研究報告会——調査研究の成果と展望(講演録)』二〇〇七年二月、農協共済総合研究所、六三—七五頁)

Andy S. Jagoda et al., Clinical Policy: Neuroimaging and Decision making in Adult Mild Traumatic Brain Injury in the Acute Setting(急性状況下での成人ＭＴＢＩにおける神経画像および意思決定), *CDC*, 2008.

島克司「軽症頭部外傷の診療指針」(『脳神経外科』第三七巻第一号、二〇〇九年一月、日本脳神経外科学会、九五—一〇四頁)

島克司「生涯脳外科医」(脳神経外科コングレス『脳神経外科ジャーナル』第二一巻第一一号、二〇一二年一一月、三輪書店、八八三—八八四頁)

資料3　炭じん爆発災害から大牟田労災病院廃止までの歴史

一九六三年一一月　九日午後三時一五分、三井三池炭鉱三川鉱第一斜坑にて炭じん爆発が生じ、死者四五八名、CO中毒八三九名が発生。

一九六四年　二月　大牟田労災療養所CO患者受け入れ開始

一九六五年　三月　CO患者家族の会結成(会員三二四名)。

六月　福岡県警、三井鉱山幹部九名を業務上過失致死傷で書類送検。

一一月　山田上申書(風化砂岩が多く、集積炭じんではなく、送炭ベルト上の炭じんが爆発した)が提出される。

一九六六年　一月　一九六五年一一月付で、大牟田労災療養所入院四三名が退院勧告を受ける。

六月　事故現場から風化砂岩を採集し、福岡地検へ提出。

第五一回通常国会にて自社両党間覚書成立。参院社労委で決議採択。

(一年以内にCO特別立法化、それまでは現状維持で労災法適用)。

八月　一三日、福岡地裁「三井鉱山に刑事責任ありと断定する確証がない。全員不起訴」を発表。

一五日、遺族七名、不起訴を不満として、「再審査請求」を福岡検察審査会に提出。

九月　勝木意見書(組合原性病説など)が山手労働大臣に提出される。

一〇月　一九日、福岡検察審査会「不起訴は相当」の結論。

二二日、労基局長「急性CO中毒の後遺症に係る障害等級の認定基準について」発表。

二四日、「三池災害(一酸化炭素中毒)医療委員会」が労働省へ、「三池災害による一酸化炭素中毒患者の治療経過及び現状に関する医学的意見」(「CO患者は治癒している」)を提出。

二五日、意見書に基づき、労働省はCO中毒患者七九六名中七三八名に対して、労災法適用打ち切りを通告。
•治癒認定者：入院一五九名、通院三六二名、訓練所二一七名。
二六日、三井鉱山、炭労を通じて三池労組に申し入れ。「労働省によって治癒認定された者は会社の指揮下にはいること。特別補償は一一月一日付で打切る。未治癒者は、今後私病扱いとする。治療中の定年者は一〇月末日付で退職扱いとする」。
•治療継続者：八九名（長期給付二六名、経過観察六三名）。

一九六七年　一月　CO患者の原職復帰が始まる。五名が治癒認定取り消し、経過観察へ。
大牟田労災療養所安河内所長二九日付で給食打切り。
七月　一日、労働省前で八五名ハンスト。
一四日、CO家族七八名三川鉱坑底座り込み。
一九日、参議院本会議にて「炭鉱災害による一酸化炭素中毒症に関する特別措置法」（「CO特別立法」）可決。
二一日、衆議院で「CO特別立法」可決成立。

一九七〇年　二月　一日、•CO患者職場復帰状況：坑外一四八名、坑内三三一名、万田訓練所六二名、退職一九九名、死亡六名。

一九七一年　七月　一日、労働省、CO患者の障害等級決定（五級、九級が新設）。
（七級一九六名、九級一三八名、一二級二四四名、一四級一一七名）。

一九七二年一一月　CO患者家族四名が損害賠償請求訴訟を福岡地裁に起こす（「家族訴訟」）。

一九七三年　五月　遺族一六三名、CO中毒二五九名、計四二二名の原告団が、福岡地裁に損害賠償の訴訟を起こす（「マンモス訴訟」）。

一九七五年　九月　大牟田労災療養所が病院に改称。

一九八五年　一月　二二日、福岡地裁は文書で原告・被告双方の代理人に対して、当面双方の準備すべき文章の末尾に「新たな立証計画及び和解意思の有無」を次の法廷で回答するよう求める。
一九八七年　五月　「裁判を継続する」沖原告団三二名が発足。
一九九三年　三月　「マンモス訴訟」原告団が和解。沖原告団控訴し「沖裁判」始まる。
　　　　　　三月　二六日、福岡地裁で「沖裁判」の勝利判決。「家族裁判」において、家族への慰謝料は認められず、福岡高裁へ控訴。
一九九七年　三月　三井三池炭鉱閉山。
二〇〇四年　三月　三〇日、政府は全国労災病院(三七施設)の再編計画を発表。大牟田労災病院を二〇〇五年度中に廃止することを公表。
　　　　　　五月　一七日、第一五九回衆議院決算委員会で松野信夫議員(当時)が大牟田労災病院廃止の理由、判断について厳しく追求。厚生労働大臣が「CO中毒患者の皆さん方につきましては、最期まで国の方が責任を持ちます」と答弁。
二〇〇五年一一月　五日、秋津レークタウンクリニックでの厚労省交渉において、三村・原田医師が、大牟田労災病院がこれまで果たしてきたCO中毒症に対する医療はこれからも必要で、高次脳機能障害の中核的医療機関として機能してほしい、と医学的見地から強く主張。
二〇〇六年　三月　九日、大牟田労災病院廃止に伴う「確認書」締結。
　　　　　　　　　三一日、大牟田労災病院廃止。
　　　　　　四月　一日、大牟田吉野病院開設。

(二〇一三年七月二七日開催の第二五回現代医療を考える会「国策としての先進医療・原発——犠牲の上に成り立つ科学技術の行く末」において配布された、沖克太郎氏のレジュメを参考に作成)

あとがき

二〇一六年の暮れから二〇一七年の年の初めにかけて、本書の最後の執筆に追われた。本書は、二〇一六年の初頭より執筆を始めたものであり、二年近くを費やして完成したことになる。内容は一九九〇年代半ば以来の経験や思いがつまっており、二〇年余りの歳月をかけて書き上げたとも言える。

振り返れば、二〇一三年暮れから二〇一四年初頭は、一五名の方々による『国策と犠牲――原爆・原発　そして現代医療のゆくえ』(社会評論社、二〇一四年一一月発行)の編集に追われ、二年後の二〇一五年暮れから二〇一六年初頭は、同書の「増補改訂版」(二〇一六年二月発行)の出版のために追われた。

『国策と犠牲』発刊のきっかけになったのは、何よりも二〇一一年三月一一日(三・一一)の東日本大震災に伴う福島第一原発爆発事故であった。その後出版された、高草木光一氏(慶應義塾大学経済学部教授、社会思想史)編著の『思想としての「医学概論」――いま「いのち」とどう向き合うか』(岩波書店、二〇一三年二月第一刷、その後二〇一五年九月まで第六刷)に、佐藤純一氏(医療社会学、医療人類学)、最首悟氏(環境哲学)と共に執筆者の一人として加わり、原爆や原発について論評したことも、様々な示唆を与えてくれた。

本書執筆のきっかけも三・一一と無縁とは言えない。今回、「高次脳機能障害」に的を絞ったが、趣旨はあくまでも三・一一以降問われ続けている、政治・経済のあり方、科学技術のあり方、医療・医学のあり方、「いのち」の問題、について考えることである。

クリニックへ月一回通院している高次脳機能障害のAさんは、本書の発刊を心待ちにしてくれている人の一人である。彼がある日の外来の場で、「結局、高次脳機能障害が現代社会においていかに扱われているかという問題と、これまで科学技術が戦争や原爆・原発に利用されてきた問題とは、どこかでつながっているのですね」と語った。私も全く同感だ。それは人権や人命が現代社会においてどのように位置づけられているのか、これからどのように扱われようとしているのか、医学・科学がそれにどうかかわるのか、という問題だからである。本書を作成する作業はその意味で、「高次脳機能障害」という一つの社会現象を通じて、改めて「いのちをみつめる」作業でもあった。

二〇一三年九月一日に開催された〝交通事故被害者のための大阪支援集会〟において、「高次脳機能障害へのかかわり——発想の転換」について発表した。この日私は、一九九五年一月の阪神・淡路大震災においてピアノの下敷きとなり脳損傷を負った城戸洋子さん(震災当時一四歳)と、二〇〇五年四月JR宝塚(福知山)線の脱線事故の際、二両目に乗っていて重度の全身・頭部外傷を負った鈴木順子さん(事故当時三〇歳)について紹介した(鈴木さんは会場へ参加され、お母さんと共に体験談を語られた)。どちらも重度の高次脳機能障害を抱えながら、逆境をはねのけ、リハビリに専念し、社会参加への道を求めて日夜奮闘されている。

お二人の姿を紹介する中で、同障害について、私たちはこれまでの見方を変えて関わることもできるのではないかと訴えた。ふだん指摘される様々な症状について、それを無理に変えようとするのではなく、受け入れ、そこから新しい自分を取り戻そうとの試みである。本書の最後にその内容について紹介し、「高次脳機能障害を生きる人々」へ心よりエールを送りたいと思う。

「忘れっぽい」→こだわりがない、細かなことを気にしない
「仕事が遅い」→慎重、思慮深い、落ち着いている
「キレやすい」→感受性が豊か、表現力がある、敏感、正義感が強い
「融通がきかない」→物事に動じない、筋を通す、一本気
「共感性がない」→我が道を行く、他人に影響されにくい

一九九九年七月以降一年半の間、毎週、勤務中の「老人デイケア」において、週のうち唯一の休日としていた木曜日に、職員たちはボランティアで高次脳機能障害のリハビリ、家族の集いに快く参加してくれた。私がある職員に、「皆さん、なぜ、休みの日に来てくれるんでしょう?」と聞いたところ、返ってきた答えは以下の通りだった。

私たち、老人福祉という大変な場で仕事をしながら、毎日、お年寄りやご家族、職員同士、様々な人間関係に巻き込まれています。気持ちが折れることも結構あるんですよ。それを唯一解《ほぐ》

してくれるのが、木曜日の人たちとのふれあいなんです。高次脳機能障害の人たちって、世間を渡り歩くために誰もが知らず知らず身につけてしまった、「かけ引き」や「ごまかし」みたいなものを、きれいに洗い流した人たちみたいな気がするのです。それで私たちもとても救われているんです。

本書を閉じるにあたり、この間学習会を共に行っている専門職の人たち、そして当事者の数人と語り合っている荒唐無稽な夢をお伝えする。それは、日本のどこか山村でもいい、島でもいいから、高次脳機能障害の人々同士集団で移り住み、「高次脳村(町)」をつくったらどうかということである。皆がそれぞれ役割を持ってお互いを支え合う、心ある専門職も共に住み何らかの役割を担う、地産地消で自分たちが消費する物は自ら作る(クリニックに通う当事者の中には農業に携わっている人もいる)、いずれ村(町)長も当事者から選び、皆のために創意工夫された施策をとり行うというものである。

実はこのような「夢想」を抱かざるを得ないほど、現実の社会が多くの高次脳機能障害者にとって生きにくい社会となり、それが日々ますますエスカレートしているという厳しい現状がある。その重圧から逃れるために、時にはこういった夢を語り合い、心の平安を取り戻している。

二〇一七年一一月一日

山口研一郎

略語一覧

（本文に登場する略語のうち，診療の場でよく用いられるものをアルファベット順に示した．）

ADHD　注意欠陥・多動性障害　attention-deficit hyperactivity disorder
ADL　日常生活動作　activity of dairy living
CO　一酸化炭素　carbon monoxide
CP　臨床心理士　clinical psychologist
CT　コンピュータ断層撮影　computerized tomography
DAI　びまん性軸索損傷　diffuse axonal injury
DBI　びまん性脳損傷　diffuse brain injury
DTI　拡散テンソル画像　diffusion tensor image
DWI　拡散強調画像　diffusion-weighted image
ECD-SPECT　（脳血流の指標）　99mTc-ethyl-cysteinate dimer(ECD)-SPECT
ED　救急科　emergency department
EEG　脳波　electroencephalograph
FA　異方性比率　fractional anisotropy
FDG-PET　ブドウ糖代謝の測定(脳代謝の指標)　18F-fluorodeoxyglucose-PET
FLAIR　fluid-attenuated inversion recovery(和名なし)
fMRI　機能的磁気共鳴画像　functional MRI
FMZ-PET　（中枢性ベンゾジアゼピン受容体分布の計測法）　flumazenil-PET
FT　ファイバートラクトグラフィー　fiber tractography
GCS　グラスゴー・コーマ・スケール　Glasgow Coma Scale
GOS　グラスゴー予後判定　Glasgow Outcome Scale
HIV　ヒト免疫不全ウィルス　human immunodeficiency virus
JC　ジョブコーチ　job coach
JCS　ジャパン・コーマ・スケール　Japan Coma Scale
LOC　意識消失　loss of consciousness
MG　重症筋無力症　myasthenia gravis
MMT　徒手筋力テスト　manual muscle testing
MRI　核磁気共鳴画像　magnetic resonance image
MS　多発性硬化症　multiple sclerosis
MSW　医療ソーシャルワーカー　medical social worker
MTBI　軽度外傷性脳損傷　Mild Traumatic Brain Injury

OT	作業療法士	occupational therapist
PET	陽電子断層撮影	positron emission tomography
PT	理学療法士	physical therapist
PTA	外傷後健忘	post traumatic amnesia
PTSD	心的外傷後ストレス障害	post traumatic stress disorder
SPECT	単光子放射型断層撮影	single photon emission CT
SPM	統計学的画像解析	statistical parametric mapping
ST	言語聴覚士	speech therapist
SWI	磁化率強調画像	susceptibility-weighted image
T1WI	T1 強調画像	T1 weighted image →(注 1)
T2WI	T2 強調画像	T2 weighted image →(注 1)
T2*WI	T2 スター強調画像	T2*weighted image →(注 2)
TBI	外傷性脳損傷	Traumatic Brain Injury
USN	半側空間無視	unilateral spatial neglect

(注 1)T1・T2 は「物体に含まれる水素原子が発する電波の信号強度」を表わす指標.

(注 2)脳損傷により生じた微小出血によるヘモジデリンの沈着を，黒く抜ける画像(低信号)として描出.

山口研一郎
1949年長崎県生まれ．長崎大学医学部卒業．脳神経外科，神経内科を専門とする医師．大学病院勤務などを経て，大阪府高槻市の「やまぐちクリニック」で高次脳機能障害の診療や認知リハビリに取り組む．「現代医療を考える会」代表．
著書に，『脳受難の時代』(御茶の水書房，2004年)，『操られる生と死』(編著，小学館，1998年)，『生命(いのち)——人体リサイクル時代を迎えて』(編著，緑風出版，2010年)，『国策と犠牲』(編著，社会評論社，2014年)，『思想としての「医学概論」』(共著，岩波書店，2013年)，『見えない脳損傷MTBI』(岩波ブックレット，2020年)などがある．

高次脳機能障害——医療現場から社会をみる

2017年12月13日　第1刷発行
2022年6月15日　第2刷発行

著　者　山口研一郎《やまぐちけんいちろう》

発行者　坂本政謙

発行所　株式会社 岩波書店
〒101-8002 東京都千代田区一ツ橋2-5-5
電話案内 03-5210-4000
https://www.iwanami.co.jp/

印刷・理想社　カバー・半七印刷　製本・中永製本

ISBN 978-4-00-022958-6　Printed in Japan